RASSUREZ-VOUS !

Paru au Livre de Poche :

HIPPOCRATE AUX ENFERS

VIVEZ MIEUX ET PLUS LONGTEMPS

VOTRE CERVEAU

MICHEL CYMES

avec la collaboration de Patrice Romedenne

RASSUREZ-VOUS !

Vos symptômes de la tête aux pieds

STOCK

ISBN : 978-2-253-18838-4 – 1re publication LGF

Pardonnez cette entrée en matière mais il m'arrive d'avoir un pet de travers ! Pas vous ? Pour être franc, j'ajouterai qu'il m'arrive même de m'en inquiéter. Pas vous ? Tout cela est humain. Celui qui jure n'avoir jamais été pris de panique, voire pensé au pire alors qu'il endurait un mal de tête de chien, crachait du sang, avait l'impression que ses oreilles allaient exploser, était pris de vertiges ou sentait son être l'abandonner sous les assauts d'une douleur insistante s'arrange avec la vérité ! Je ne le sais que trop, moi qui, médecin, réponds chaque jour à une ribambelle d'appels de patients ou d'amis. Le sketch, je le connais par cœur. « Allô, docteur ? Je voudrais vous voir, je crois que j'ai un cancer... » Variante : « Allô, Michel ? Cette fois c'est sûr, je suis impuissant... » Ou encore : « J'ai une tumeur... C'est Parkinson... Ou Alzheimer... Ou l'infarctus qui guette... »

Mais comment vous en vouloir d'être attentif aux signaux que vous envoie votre organisme ? Je pourrais vous plaindre, je préfère vous rassurer. S'il vous suffit d'un problème de santé, fût-il spectaculaire sur le plan symptomatique, pour que vous voyiez votre vie défiler sous vos yeux, si vous avez l'impression que personne, pas même votre médecin, cet incompétent, que dis-je, ce charlatan, ne vous prend au sérieux, si vos proches se lassent ou s'amusent de vos petites angoisses, vous êtes de ceux qui gâchent leur vie de peur de la perdre. Savoir que vous n'êtes pas le seul dans ce cas vous réconfortera sans doute. Des personnes aussi dynamiques, créatives et, somme toute, alertes que Woody Allen, Antonio Banderas, Megan Fox ou encore Lars von Trier (qui se réveille tous les deux jours avec ce qu'il imagine être un nouveau cancer), sans oublier, plus près de nous, mes illustres collègues du petit écran Michel Drucker, Christophe Dechavanne ou Thierry Beccaro, sont connues pour se préoccuper en permanence de leur état de santé. Drucker ? Il épuise les meilleurs spécialistes ! Dechavanne ? Il confesse connaître le Vidal par cœur ! Beccaro ? Tout un poème : amusez-vous à lui dire que vous le trouvez un peu pâle, il blêmira instantanément !

Qu'en matière de santé il faille faire preuve de vigilance est une évidence. Mais que l'on s'affole parfois pour pas grand-chose en est une autre. Ainsi, un Français sur trois reconnaît qu'il lui arrive souvent d'avoir peur d'être atteint d'une maladie grave lorsque apparaissent certains signes qu'il juge inquiétants. En outre, 13 % des assurés sociaux nourrissent le même type d'angoisse en l'absence de tout symptôme ! Ce sentiment de fragilité et de vulnérabilité se porte d'autant mieux que l'information santé s'est vulgarisée et démocratisée. Via internet et les médias traditionnels, elle est aujourd'hui accessible à tous. Notez qu'accessible ne veut pas dire compréhensible... Inconvénient : elle déverse des tombereaux d'anxiété sur toutes celles et tous ceux qui veulent vivre mieux et le plus longtemps possible... Dès lors, je comprends que l'on imagine le pire au moindre pépin. Mais dans l'immense majorité des cas, on se trompe. Il suffit de se pencher avec un peu de sérieux sur les symptômes que présente le patient pour, souvent, constater qu'il a sur-interprété les choses... On touche là au paradoxe de 35 ans d'information santé : plus on en sait, plus on s'en fait ! On pourrait croire que les plus insouciants sont les plus jeunes. Erreur ! Ce sont les plus connectés. Donc les plus enclins à se ruer sur internet dès qu'ils nourrissent des doutes sur leur état de santé. Mais il y a un problème : sur le web, il n'est pas donné à tout le monde de savoir trier le bon grain de l'ivraie, la bonne information de celle, anxiogène, incomplète ou frelatée de certains sites qui dispensent un savoir dû à la seule autoformation de gens incompétents. Ce qu'on peut y lire dépasse l'entendement : cela va de la sinusite chronique qui refile le cancer aux mouches qui transmettent la peste en passant par les jus de carotte qui remplacent la chimio, sans oublier le risque accru de se faire dévorer le cerveau par des vers si l'on mange du porc. Véridique ! Ces âneries, je les ai lues sur internet. Il y a de quoi faire ruer un cheval de bois, non ? Ainsi prospère la cyber-inquiétude qui entame le moral et ravage l'esprit, fût-il le plus équilibré.

Le dire ne suffit pas toujours à apaiser. Prendre le temps de l'écrire peut aider. C'est le pari que je fais en vous proposant ce livre destiné à vous rassurer, à vous convaincre que ce dont vous souffrez n'est peut-être pas si grave que ça, à vous dire que oui, vous allez mourir, mais pas forcément tout de suite !

Le livre s'articule autour de deux grandes parties. La première passe en revue nos 10 principales angoisses existentielles : l'infarctus, le cancer, le sida, la maladie d'Alzheimer, la maladie de Parkinson, l'impuissance, la stérilité, les virus, la sclérose en plaques et, *in fine*, la mort ! Nous y comprendrons pourquoi et comment, au moindre pépin, on peut être conduit à se croire foutu ! La seconde partie propose 20 situations de la vie courante : j'ai mal à la tête, je tremble, je vois double, je crache du sang, mes oreilles bourdonnent, j'ai une douleur dans la poitrine, un ganglion ici, un problème là, une boule ailleurs... Eh bien préparez-vous : je m'apprête à vous scanner de la tête aux pieds ! À chaque fois, j'évoque le pire des diagnostics (celui qui vous fait peur mais qu'au fond de vous-même, paradoxalement, vous souhaitez entendre) pour mieux l'éluder et vous démontrer, en fonction d'autres symptômes, que votre dernière heure n'est pas forcément arrivée !

L'accueil que vous avez réservé à mes précédents livres m'a convaincu qu'on pouvait parler de choses sérieuses sans dramatiser et avec humour. Face au pire qui n'est jamais sûr, légèreté et distance s'avèrent souvent de bonnes compagnes de route. Je ne prétends pas rivaliser avec Molière et son inoubliable *Malade imaginaire* mais, vous verrez, le décalage qui existe entre vos craintes et la réalité est parfois assez cocasse...

1

Mes 10 grandes angoisses existentielles

L'hypocondrie, nous enseigne la culture provençale, est la plus triste des maladies. Peut-être parce qu'elle englobe toutes les autres, en tout cas dans l'imaginaire de celles et de ceux qui interprètent le plus insignifiant des symptômes comme l'indice d'une inéluctable catastrophe. Le besoin d'exprimer leurs peurs devient alors prégnant. Il urge de trouver une voix qui rassure, éventuellement de l'entendre, certainement pas de l'écouter... Une personne qui se sent très mal quand ça va bien et se convainc qu'elle ira encore plus mal quand ça ira mieux ne peut en effet qu'être hermétique à tout ce qui est susceptible de l'apaiser ! Et le médecin, dans tout ça ? Il écoute. Il écoute parce qu'il sait la souffrance que traduit l'inquiétude, fût-elle injustifiée. Il écoute parce que c'est à la fois sa fierté et sa croix que d'être en permanence sollicité par des proches, des amis, des connaissances, voire des inconnus, pour, dans le secret du cabinet médical ou au détour de la plus informelle des rencontres, donner son avis sur telle ou telle anomalie physiologique. Il écoute sans juger, il écoute sans interrompre et voilà ce qu'il entend : l'énumération de mille angoisses existentielles dont voici les 10 plus répandues.

Première angoisse : l'infarctus

Les maladies cardiovasculaires constituent la première cause de mortalité dans le monde. Dès lors, comment voulez-vous que l'infarctus ne soit pas mon angoisse numéro 1 ? J'ai beau lire ici et là que sur les 15 à 20 millions de décès qui leur sont imputables dans le monde, plus des trois quarts surviennent dans des pays à revenu faible ou intermédiaire, que la France est mieux lotie que ses voisins anglo-saxons ou du nord de l'Europe, qu'elle a enregistré une baisse spectaculaire du taux de mortalité à 30 jours (13,7 % en 1995, 4 % depuis 2010), rien n'y fait : je flippe. Laquelle de mes artères vitales va se boucher ? Une coronaire, empêchant mon cœur d'être oxygéné ? Une cérébrale, dont la défaillance réduira mon cerveau à l'état de cervelle de mollusque ? Au bout du compte, je n'envisage qu'une fin atroce ! J'essaie d'imaginer la scène : si c'est la coronaire qui flanche, je serai pris d'une violente douleur en plein cœur. Elle m'oppressera, irradiera jusque dans mes bras et ma mâchoire. J'ai lu tellement de choses sur le sujet que le jour où ça arrivera, je vais devenir dingue. Parce que je saurai. Je comprendrai. À l'infarctus, s'ajoutera la folie ! Si c'est la cérébrale qui me trahit, je m'écroulerai d'un coup et, dans le meilleur des cas, me réveillerai dans un fauteuil roulant, paralysé. Un légume. Alors que je ne rêve que d'une chose : m'endormir paisiblement, un soir, pour toujours, sans avoir rien vu ni senti venir...

Deuxième angoisse : le cancer

Si par miracle j'échappe à l'accident cardiovasculaire, le cancer, c'est certain, me rattrapera. J'ai l'impression qu'il est là, qu'il rôde et attend son heure. Combien de couvertures de magazines lui sont consacrées ? Combien de reportages en explorent les méandres à la télé ? Et je ne parle pas de la radio parce que ça me fait penser aux rayons X... C'est devenu un marronnier, l'un de ces sujets qui reviennent à la une de l'actualité car ils font vendre. N'est-ce pas la preuve de l'omniprésence du cancer ? Je ne compte plus les proches qui ont eu à l'affronter, les connaissances auxquelles on a diagnostiqué ce foutu crabe, les amis d'amis auxquels on a ici enlevé la moitié d'un poumon, là imposé une chimiothérapie éreintante. Le cancer du sein ? J'en entends parler tous les jours. J'ai retenu que c'était le plus répandu chez les femmes. Celui de la prostate ? Idem, mais chez les hommes. À chaque fois qu'on m'annonce une mauvaise nouvelle et que je m'enquiers de la cause, le mot tombe, invariable : cancer ! Un couperet. Combien sommes-nous dans son collimateur ? En France, environ 380 000. Un peu plus d'hommes que de femmes. Et je ne parle là que des nouveaux cas chaque année. Bien sûr, on me dit que la mortalité diminue, que ça se traite, que ça se soigne. La rémission ? Mouais... Moi, tout ce que je vois, c'est que le cancer flingue quelque 150 000 personnes par an dans l'Hexagone. L'équivalent de deux stades de France remplis à ras bord ! Alors vous comprenez, lorsque je regarde mon grain de beauté je pense au mélanome, quand j'ai mal au crâne j'imagine une tumeur cérébrale, et quand mon jet urinaire fait pitié je me dis que ma prostate a le blues. Écorché vif je suis !

Troisième angoisse : le sida

Voilà près de quarante ans que le sida me pourrit la vie. Non pas que j'aie été infecté par le VIH mais, simplement, l'image de ce virus représenté sous la forme d'une balle de tennis hérissée de longs picots ne cesse de me hanter. J'ai tout lu sur le sida. J'ai retenu que les homos étaient plus touchés que les hétéros, que les drogués s'y exposaient plus que les autres, que les transfusés avaient payé un tribut mortel à cette maladie mystérieuse alors qu'ils n'avaient jamais eu le moindre comportement à risque. J'ai toujours peur. Je fais l'amour avec la même personne depuis des années. Mais peut-elle en dire autant ? Si nous sommes si bien informés sur le sujet, pourquoi enregistre-t-on chaque année quelques milliers de nouveaux cas de séropositivité ? On me soutient que le virus se transmet par voie sanguine. Dont acte. Mais j'apprends par ailleurs qu'il vit dans la salive. Et la salive, voyez-vous, ça voyage. Un bisou, un postillon, un éternuement, que sais-je ? J'ai beau savoir qu'il ne peut rien m'arriver en posant mes fesses sur une cuvette de WC, je préfère me retenir plutôt que me soulager dans les toilettes d'une station-service sur l'autoroute. La menace de cette maladie m'a transformé en ayatollah de la prophylaxie. Quant à mes enfants, ils sont une source d'angoisse permanente depuis que j'ai lu que trois gamins sur dix ont une représentation faussée du sida et de ses modes de transmission. Un exemple : 17 % des gamins pensent qu'avaler une pilule contraceptive d'urgence protège contre le VIH ! Je rêve. Un autre exemple : plus d'un ado sur cinq est persuadé qu'il existe un traitement pour guérir la maladie ! Non, en fait, je ne rêve pas, je cauchemarde.

Quatrième angoisse : la maladie d'Alzheimer

Je veux bien avoir quelques absences, oublier de payer une facture, ne plus savoir où j'ai mis le livret de famille, zapper un rendez-vous mais trop, c'est trop ! Pas un jour sans que je m'agite comme un poulet sans tête pour retrouver les clés de la bagnole, pas un jour non plus sans que j'accuse la terre entière de m'avoir piqué mon portable alors que je l'avais sagement rangé dans la poche intérieure de mon manteau. Je ne compte plus ces visages familiers auxquels je rends un bonjour distrait avant de fuir parce que j'en ai oublié le nom, ni ces mots que j'ai au bout de la langue mais qui peinent à sortir, qu'il s'agisse du titre du dernier film vu à la télé ou du nom de l'auteur du dernier bouquin que j'ai lu. Parce que figurez-vous que je lis ! Et je ne fais pas que ça : je sors, je parle avec mes amis, je joue au sudoku, je fais des mots croisés, bref, j'entretiens mes neurones. N'empêche : je sais que la maladie d'Alzheimer me guette. De toute façon, elle guette tout le monde. Pourquoi m'épargnerait-elle ? La seule question qui me taraude est la suivante : suis-je bon pour un Alzheimer classique ou pour la version précoce de la maladie ? Parce que ça existe... Je ne vous dis même pas ce que j'ai ressenti quand je l'ai appris. Ça concerne 3 % des malades. Et verni comme je le suis... Pour moi, il ne fait aucun doute que les prétendues « petites » absences énoncées plus haut sont la manifestation évidente que la maladie m'a déjà harponné. Me battre ? À quoi bon ? Le vieillissement cellulaire est inéluctable. Je l'ai lu. Je sais aussi que quand la maladie survient, c'est trop tard : ça fait un moment que le ver est dans le fruit. Bientôt, c'est sûr, je rangerai mes chaussettes dans mon réfrigérateur.

Cinquième angoisse : la maladie de Parkinson

150 000 personnes ! Rendez-vous compte ! Si j'échappe miraculeusement aux deux stades de France qui périront du cancer, je me retrouverai à coup sûr dans les deux suivants, ceux que rempliront les malades de Parkinson ! Encore une maladie dégénérative dont on m'explique à longueur de temps qu'elle est incurable. Pourtant, elle ne date pas d'hier. James Parkinson l'a découverte au début du XIXe siècle, ce qui laissait quand même un peu de temps pour trouver de quoi la mater, non ? Mais rien. Toujours rien. Les chercheurs cherchent. Au lieu de trouver. Je me demande dans quelle mesure ça n'arrange pas certains labos pharmaceutiques. Moi, parano ? Mais il y a de quoi, non ? Imaginez que Parkinson, à propos de la maladie qu'il a découverte, parlait de « paralysie agitante ». J'aime bien les oxymores mais uniquement en littérature. « Paralysie agitante » : ça ne vous effraie pas ? Moi si. J'en tremble. Ah, vous voyez : je tremble,

c'est donc bien le premier signe de la maladie qui s'exprime. Et les occasions de m'en inquiéter pullulent. Dès que je baisse le thermostat du radiateur, je tremble. Quand mon patron m'appelle, je tremble. Il suffit que j'enchaîne digestif, café et cigarette pour trembler. J'ai toujours tremblé. Quand je suis né, je tremblais. Mes parents me l'ont dit. Personne ne sait trop d'où vient cette maladie de Parkinson mais on me susurre que, dans de très rares cas, elle serait héréditaire. Ce doit être la forme que j'ai contractée. On reste en famille, c'est déjà ça...

Sixième angoisse : l'impuissance

Je ne vais pas tourner autour du pot plus longtemps : je ne bande plus ! Voilà, c'est dit. Je m'en suis aperçu hier soir. Comment dites-vous ? Une fois n'est pas coutume ? À d'autres ! Vous m'auriez vu... Ça ressemblait à tout sauf à un simple coup de pompe. À ce propos, on a tout essayé, rien n'y a fait... La mollesse faite homme. D'ailleurs, suis-je toujours un homme, un vrai ? Je sens ma virilité s'étioler, la honte me gagner, la culpabilité m'anéantir. Plus j'y pense et moins ça marche, moins ça marche et plus j'y pense ! En plus, le sujet est tabou. Comment procèdent les 2 à 3 millions de Français concernés par ce genre de panne ? En parler ? À qui ? À mon médecin ? C'est une femme ! En changer ? Prendre un homme ? Et de quoi aurai-je l'air quand je le croiserai à la supérette du coin ? Je sais qu'il existe tout un tas de pilules magiques censées redonner un moral d'acier aux hommes en proie à des troubles d'érection mais j'imagine déjà le regard entendu de la pharmacienne. Ou pire, son indifférence feinte : je sais qu'elle saura et elle saura que je sais qu'elle sait... Je me sens perdu, incapable d'aborder le sujet alors que j'ai toujours été à l'aise avec ça. Que cache cette panne ? Une sclérose en plaques ou une maladie de Parkinson évoluant à bas bruit ? À moins que l'âge puisse tout expliquer. Dans ce cas, je vais devoir me résoudre à faire une croix sur ma vie sexuelle alors que j'en aborde peut-être le plus bel âge, celui du lâcher prise et de l'expérience acquise. J'ai 50 ans et un problème : mon sexe ne sera plus jamais à la hauteur. Au propre comme au figuré.

Septième angoisse : la stérilité

Cela fait maintenant six mois que nous essayons d'avoir un bébé. L'euphorie des premières semaines se mesure à l'aune de l'intensité de l'angoisse qui préside désormais à chacun de nos ébats amoureux. Suis-je stérile ? Et si j'étais incapable de fonder une famille, de donner un sens à ma vie de couple ? Un couple, ce sont deux personnes. Laquelle de nous pose problème ? Jadis, la cause était entendue avant même d'avoir été énoncée : on incriminait *a priori* la femme. C'était bien pratique, à défaut d'être *fair-play*. Mais aujourd'hui, chacun sait que l'infertilité n'est pas exclusivement féminine, qu'une fois sur trois elle est due aux deux partenaires et qu'une fois sur quatre, le fautif, c'est l'homme et lui seul. Fautif... Le mot est peut-être mal choisi. Mais alors pourquoi cette culpabilité ? Imaginer qu'il ne se trouve pas un seul spermatozoïde suffisamment costaud, sur les quatre cents millions qui batifolent dans une éjaculation, pour accomplir sa mission dépasse l'entendement. Quel est le problème ? Les spermatozoïdes sont-ils trop nombreux ? Manquent-ils de mobilité ? Leur forme est-elle à incriminer ? L'ovule est-il déficient ? Six mois d'interrogations auxquelles le médecin répond par des considérations générales : on ne peut pas parler d'infertilité ou de stérilité avant deux ans. S'il ne nous l'a pas dit cent fois, il ne nous l'a jamais dit. On me conseille de positiver, d'y croire. Mais je vieillis, le temps passe et, à force de passer, il presse. Et quand bien même cet enfant arriverait dans deux ans, dans quel état sera-t-il ? Quelle dose de stress aura-t-il encaissée ? Ce soir, on réessaiera. Mais je n'y crois plus.

Huitième angoisse : les virus

Je suis virophobe. Les virus m'angoissent parce qu'ils sont microscopiques, invisibles, insaisissables, qu'on ne sait jamais à quoi ça ressemble ni ce qu'il y a précisément derrière. Parce que, derrière, il y a du monde : fièvre jaune, hépatite, méningite, encéphalite, sida, rage, mononucléose, gastro, grippe et j'en oublie... Me faire vacciner contre la grippe ? J'ai peur des piqûres. Me convaincre que la France est à l'abri de la rage ? Peut-être. Mais à l'étranger ? J'hésite à y partir en vacances tant je ne peux m'empêcher de penser contamination potentielle dès qu'un chien s'approche à moins de cent mètres de moi. Je devrais m'installer en Antarctique ; au moins, là-bas, la rage n'existe pas. Mais je risque de choper une bronchite. Je suis virophobe parce qu'un virus, ça tombe toujours mal. Celui de la gastro, je sais qu'il m'aura la veille de mon départ au ski. Celui de la varicelle, je devine qu'il s'attaquera à mes mômes juste avant la rentrée scolaire. Je suis virophobe parce qu'un virus, ça mute. Que n'ai-je lu sur celui de la grippe qui change chaque année ou sur celui du sida, plus retors que retors, qui résiste à la recherche depuis des décennies ? Je suis tellement virophobe que je ne prends plus les transports en commun, que je porte des gants, que je deviens agoraphobe, que je ne supporte plus qu'on me parle les yeux dans les yeux. Je suis tellement virophobe que je me balade en permanence avec une solution hydroalcoolique. Je me lave les mains vingt fois par jour. Ça tourne au trouble obsessionnel compulsif (TOC). La solution hydro-alcoolique, j'en consomme des litres. Du coup, mes mains sont desséchées, ce qui ne va pas tarder à m'inquiéter.

Neuvième angoisse : la sclérose en plaques

S'il est une maladie qui me tétanise, c'est bien celle-là. Je la sais capable de ruiner n'importe quel système nerveux central, préférer s'attaquer aux femmes plutôt qu'aux hommes et j'en ai étudié tous les symptômes. C'est pour ça que je ne suis dupe de rien. Ni de mes trous de mémoire, ni de ce moment d'inattention à l'origine de la perte d'équilibre qui m'a valu une monumentale gamelle dans l'escalier la semaine dernière, ni de ce que signifient vraiment ces réveils bizarres où j'ai l'impression que ma main est engourdie et mes bras sont infestés de fourmis. Je cumule trop de signes pour ne pas finir dans les filets de cette sale maladie dont la perspective m'affecte psychologiquement en préambule à ma destruction physique. Je n'envisage mon avenir que calé dans un fauteuil roulant, impuissant et en proie à d'inqualifiables troubles urinaires. Et je me mords chaque jour un peu plus les doigts d'avoir accepté de me faire vacciner contre l'hépatite B. Que n'ai-je préféré aller à la piscine ce jour-là ! Il est vrai que j'avais peur d'y attraper un champignon quelconque... Je ne saurais douter que cette maudite piqûre est à l'origine d'une inéluctable sclérose en plaques, bien que toutes les études scientifiques faites sur la question prouvent le contraire. Ma grand-mère me disait toujours qu'il n'y a pas de fumée sans feu. Elle avait bien raison.

Dixième angoisse : la vie et la mort

Je considère la vie comme une longue maladie qui se termine forcément mal puisqu'elle est mortelle. Il n'y a pas de quoi sourire : je ne suis que souffrance, que mal-être, qu'obsession permanente. Je me demande toujours comment je vais disparaître. En souffrant ou dans mon sommeil ? Violemment ou paisiblement ? En en ayant accepté l'augure ou en essayant de grappiller un supplément de vie ? Seul ou accompagné ? À l'hôpital ou à la maison ? J'ai peur de mourir, pour moi et pour celles et ceux que je laisserai. J'anticipe leur chagrin, je le vis préventivement et par procuration. Seule la perspective d'être enfin débarrassé de tous les virus, champignons et autres bactéries qui m'attendent au tournant m'apaise. Et encore : six pieds sous terre, je serai à la merci de tout un tas de bestioles... Tout dans ma vie est sujet d'angoisse. En permanence sur mes gardes, je ne profite de rien. Le simple fait de me mettre à table me fait cogiter. Si je mange, je vais grossir, si je grossis, mon risque cardiovasculaire va augmenter, mes artères vont se boucher, le drame va arriver. Si je ne mange pas, je vais maigrir, et l'amaigrissement, c'est l'un des symptômes du cancer, de tous les cancers ! Je passe mon temps à me demander d'où viendra le sale coup qui mettra fin à mon existence. *Carpe diem* ? Connais pas !

2

Mes symptômes de la tête aux pieds

J'ai mal à la tête

La première fois, j'ai attendu que ça passe. La deuxième fois, je me suis bourré de paracétamol. La troisième fois, j'ai dormi avec un gant imbibé d'eau chaude sur le front. Mais à chaque fois, la douleur est revenue. Une douleur épouvantable, qui cogne sur les tempes, un peu comme s'il y avait, dans mon crâne, de petits personnages prisonniers qui exigent de sortir. J'ai l'impression que mes veines temporales sont en crue et que leur paroi peut à tout instant céder sous la pression du clou imaginaire qu'une main invisible armée d'un marteau improbable essaie de me planter dans la tête ! Au début, les crises, c'était tous les mois. Maintenant, c'est toutes les semaines. L'écart se resserre. L'étau aussi. Tout ça me prend la tête, au propre comme au figuré. Je suis fait comme un rat, je le sais, ma tête est sur le point de lâcher mais il me reste encore suffisamment de quoi la faire fonctionner pour mettre bout à bout tous ces symptômes et en tirer la conclusion qui s'impose : j'ai une tumeur au cerveau.

Qu'une tumeur puisse occasionner des maux de tête est tout à fait envisageable. D'ailleurs n'importe quelle tumeur est capable de ça : il n'est pas indispensable qu'elle vous ronge le cerveau. Elle peut parfaitement se développer à un autre endroit de l'organisme et transformer l'intérieur de votre crâne en tambour du Bronx. Donc, la bonne nouvelle, c'est que vous avez bien une tumeur mais qu'elle ne vise pas forcément votre cerveau ! Je me moque. J'avoue.

Mais c'est parce que j'ai une meilleure nouvelle : ça peut difficilement être une tumeur ! Réfléchissons... Qu'est-ce qu'une tumeur ? C'est un développement anormal et progressif qui touche un organe. Si la tumeur était à l'origine des maux de tête, les maux de tête seraient permanents, non ? La tumeur n'est pas une intermittente du spectacle. Pardonnez la puissance de la formule mais quand elle est là, elle est là. Elle ne prend pas de RTT. Donc si une tumeur occasionne des maux de tête, ceux-ci seront ininterrompus. Leur intensité pourra certes varier, la douleur sera plus ou moins forte, mais si elle disparaît, c'est qu'aucune tumeur n'est à incriminer. Ce qu'il faut comprendre, c'est qu'une cause présente en permanence (en l'occurrence, la tumeur) ne peut se traduire par des symptômes ponctuels. Donc, malgré la violence des maux de tête, il va falloir trouver une autre explication.

L'éventail des possibilités va sans doute nous conduire à explorer des pistes moins angoissantes : migraine, sinusite, hypertension artérielle, grippe... Ça vous rassure ? Non ? Ah, je comprends... Vous avez décidé que ce serait grave, alors vous n'en démordez pas. D'ailleurs, vous venez d'avoir une autre idée. Vous

vous en voulez de ne pas y avoir pensé plus tôt. En plus, c'était l'évidence même. La tête, les méninges, tout ça, ça va ensemble. Donc, les violents maux de tête dont vous souffrez, c'est sûr, annoncent une méningite dont vous ne vous remettrez jamais.

La méningite ressurgit régulièrement à la une de l'actualité... Hommes, femmes, adultes, adolescents, enfants... Personne ne peut se targuer d'être à l'abri de cette maladie due au méningocoque, un germe qui se transmet par la salive. De quoi s'agit-il ? D'une inflammation des méninges, c'est-à-dire de l'enveloppe de la moelle épinière et du cerveau... Et ça tombe bien puisque c'est dans cette région que vous avez mal ! On est en pleine zone vitale, là... Vous avez bien entendu dire qu'il y avait deux sortes de méningite, celle d'origine virale, et l'autre, la méchante, d'origine bactérienne. La virale, elle n'est pas pour vous. Trop bénigne. Vous, vous êtes taillé pour l'autre, la sérieuse, la dangereuse, celle dont il faut surveiller les symptômes dont, évidemment, les maux de tête font partie...

Sauf que...

Les symptômes de la méningite, c'est un peu comme les emmerdes, ça vole en escadrille, pour paraphraser Bernard Blier dans je ne sais plus quel film de Michel Audiard. Une méningite occasionne certes des maux de tête mais pas seulement... Ce symptôme ne peut pas être isolé. En général, il s'accompagne de nausées, de vomissements, d'une raideur de la nuque et d'une hypersensibilité à la lumière qu'on appelle la photophobie. Il peut même y avoir, parfois, des troubles de la conscience, voire une crise d'épilepsie... Dans ce cas, on file à l'hôpital pour une ponction lombaire, c'est-à-dire le prélèvement d'un peu de liquide céphalo-rachidien. En cas de confirmation du diagnostic, le traitement, efficace, peut commencer. Mais encore une fois, qui se trimbale un mal de crâne et seulement un mal de crâne, fût-il pas possible, retors, permanent, lancinant ou jamais vu auparavant, n'en demeure pas moins à l'abri de se faire diagnostiquer une méningite.

Selon l'Institut de veille sanitaire, la méningite, c'est 2 cas pour 100 000 habitants. Ça laisse de la marge... Le problème, c'est quand un enfant en très bas âge est atteint. Par définition, il ne peut pas décrire les symptômes parce que les bébés, ça ne parle pas. Il faut donc être particulièrement attentif si un nourrisson a de la fièvre, semble avoir une raideur du cou, voire de tout le corps, pleure sans arrêt, vomit et manque d'appétit. Là, oui, vous avez le devoir de vous inquiéter. Si, en plus de tout cela, vous constatez que son teint se modifie ou qu'apparaissent, sur sa peau, de petits boutons violacés, le pronostic n'est pas bon.

Dans tous les cas, agir vite est déterminant pour la suite.

Je précise également qu'il existe un vaccin qu'on peut se faire faire entre 12 mois et 24 ans, ce qui laisse un peu de temps pour se retourner... Parlez-en à votre médecin qui, normalement, doit vous le proposer de lui-même. Le vaccin, introduit en France à l'orée du siècle et inscrit au calendrier vaccinal depuis 2010, a permis de réduire les infections de moitié. 46,8 % pour être précis.

Avec une réduction de plus de 80 % des cas, des pays comme le Royaume-Uni ou les Pays-Bas nous mettent la pâtée. Il est vrai que, chez eux, la couverture vaccinale, pour le méningocoque, est supérieure à 85 % alors que, chez nous, elle dépasse péniblement les 70 %.

Résumons : vous n'avez pas de tumeur et la méningite vous a épargné. Je sens que vous êtes déçu. Dès lors, pourquoi pas un anévrisme cérébral ? Quelle bonne idée ! Ça tient à si peu de chose, un anévrisme : il suffit qu'une artère du cerveau, lors d'une poussée d'hypertension ou lors d'un effort particulier, se rompe, entraînant une hémorragie cérébrale. Forcément, ça entraîne un mal de tête d'une violence telle que ceux qui en reviennent racontent avoir eu l'impression qu'on leur plantait un poignard dans le crâne. Il arrive même qu'on en perde connaissance, non sans avoir préalablement tenu des propos incohérents en présence d'un entourage ébahi. Hélas ! j'ai une excellente nouvelle : à partir du moment où vous traînez votre mal de tête depuis des semaines ou des mois, vous n'intéressez pas cette maladie qui agit à une vitesse fulgurante. Elle laisse en général très peu de temps au patient et au médecin pour en faire le diagnostic.

La rupture d'anévrisme est écartée, vos méninges sont intactes et la crainte d'une tumeur n'est plus qu'un mauvais souvenir. Il est temps de nous pencher sur d'autres causes pouvant expliquer votre mal de tête. Vous arrive-t-il de saigner du nez ? Ou d'avoir le champ de vision pollué par des mouches volantes ? Oui ? Il se pourrait que vous fassiez de l'hypertension artérielle.

Demandez donc à votre médecin ou à votre pharmacien de vous prendre la tension... Vous pouvez même vous la prendre vous-même, à condition de disposer de l'équipement nécessaire, en l'occurrence un appareil homologué d'automesure de la pression artérielle, et d'apprendre la manip... Ça n'est pas sorcier.

Nombre de quadras et de quinquas ne connaissent pas leur tension au repos. Ils pensent que 12/8 ou 13/7, c'est juste le score d'un match de rugby...

Aussi, je conseille à chacun de mesurer sa pression artérielle dès l'âge de 20 ans et surtout de la retenir... Vous connaîtrez ainsi les chiffres qui sont les vôtres et vous serez en mesure, dès qu'un médecin vous prendra la tension, de l'alerter si vous constatez une différence.

Lorsqu'on mesure la pression artérielle, on obtient toujours deux chiffres.

Le premier correspond à la force que le sang applique aux parois, lorsque le cœur se contracte, c'est-à-dire lorsqu'il expulse le sang. C'est à ce moment-là que cette force est la plus élevée...

Le second chiffre, lui, traduit la force que le sang applique à la paroi des artères quand le cœur se relâche, c'est-à-dire quand il se remplit de sang. À ce moment-là, cette force est la plus basse...

Il est donc tout à fait normal que le premier chiffre soit systématiquement supérieur au second... J'ajoute, pour ceux que cela intéresse, qu'on dit du premier chiffre qu'il est « systolique » et du second qu'il est « diastolique ». Mais ça, vous n'êtes pas obligé de le retenir, sauf à vouloir en boucher un coin à vos amis lors des dîners en ville.

Toujours mal à la tête ? Je l'aurais parié... Il se pourrait que l'explication se niche dans vos sinus, ces petites cavités creusées dans la partie faciale des os du crâne. Contrairement à ce que vous pensez peut-être, nous n'en avons pas seulement 2 sous les yeux (les sinus maxillaires) et 2 au-dessus (les sinus frontaux) ; nous en avons 8 ! Ça fait beaucoup de planques disponibles pour les méchants. Quand, victime d'un virus, d'une bactérie ou d'un champignon, l'un des sinus s'enflamme, s'infecte ou est mal aéré, les maux de tête surgissent, vous avez l'impression qu'on vous a collé une barre transversale dans le front, et lorsque vous baissez la tête, la douleur s'intensifie. Explication : les liquides coincés dans les sinus, ceux dont vous essayez de vous débarrasser en vous mouchant, sont coincés à l'intérieur et font pression. Le médecin établira facilement le diagnostic et sera même en mesure de vous dire d'où vient votre sinusite. Le responsable, on le connaît : le rhume. Il est quasi systématiquement à l'origine de la sinusite. Cependant, certaines sinusites sont d'origine dentaire. Soit parce que votre dentiste, voulant trop bien faire en traitant un canal, a fait passer un peu d'amalgame dans le sinus, à la grande joie des champignons qui adorent ça. Soit parce que l'une de vos racines est infectée. En effet, molaires et prémolaires sont en contact avec le sinus. Ils communiquent. Si vous avez un crâne sous la main, regardez-le et vérifiez. Sinon, croyez-moi sur parole.

Il arrive que l'on parle de sinusite chronique. Cela signifie qu'elle résiste aux traitements classiques et s'éternise... L'affaire peut durer plusieurs semaines, voire plusieurs mois. Pour en sortir, il faut parfois en passer par la chirurgie... On ouvre le sinus, on le nettoie de toutes les sécrétions qui y ont élu domicile et on referme. Parfois, l'opération consiste à retirer des polypes qui se sont développés dans les cavités nasales... Mais on est là dans des cas extrêmes que l'on peut facilement s'épargner en suivant une paire de conseils :

1. En finir avec le tabac. La fumée de cigarette, c'est un cauchemar pour les sinus, surtout s'ils sont déjà fragilisés.
2. Se laver le nez avec de l'eau salée, matin et soir. Le sérum physiologique fait aussi l'affaire : plus naturel, on l'utilise pour les bébés.

Si aucune des explications qui précèdent ne vous satisfait, il est envisageable que vos petits soucis soient dus à une infection virale comme la grippe. Le diagnostic est dans ce cas relativement simple à établir, surtout si vous vous sentez fébrile, si vous avez de la fièvre et êtes perclus de courbatures.

Encore que... Me vient une question : n'auriez-vous pas pris l'habitude de picoler un peu plus que de coutume ces derniers temps ? Si oui, il n'étonne personne que ce mal de crâne qui vous étreint n'ait d'autre origine que l'excès d'alcool. Les lendemains de fête sont souvent pénibles pour cause de déshydratation généralisée (eh oui, l'alcool a beau être liquide, il déshydrate). Dans ce cas, c'est tout bêtement votre cerveau qui vous envoie le plus vital des messages : « J'ai soif ! » Il a besoin d'être suffisamment hydraté pour bien fonctionner. Et s'il est en manque, il râle. Et vous le sentez. Donc buvez. De l'eau.

Je ne prétends pas ici passer en revue toutes les hypothèses. Certaines peuvent d'ailleurs échapper à la sagacité du médecin ou être enfouies dans le tréfonds psychologique d'une mauvaise passe, qu'elle soit personnelle ou professionnelle, responsable d'une déprime ou d'un quelconque stress. Bien d'autres diagnostics peuvent être évoqués et recherchés en cas de récurrence des maux de tête : cela va de l'abcès dentaire à l'arthrose cervicale en passant par un trouble de la vue insuffisamment corrigé qui aurait pu évoluer avec le temps, ou encore, mesdames, une mauvaise tolérance à votre pilule contraceptive. Pour que toutes ces pistes puissent être explorées, il convient de consulter son médecin traitant, ce qui suppose que vous partiez du principe qu'il n'est pas question de vivre votre souffrance dans la passivité.

Sage attitude...

Pourquoi ?

Parce que si vous laissez la douleur s'installer en vous, l'anxiété et la fatigue en profiteront pour, elles aussi, y prendre leurs aises, préparant le terrain pour une bonne déprime ou un stress permanent. Or le stress agit sur la tension artérielle, laquelle, vous le savez pour l'avoir lu plus haut, peut être à l'origine des maux de tête. Ainsi, le serpent n'en finira jamais de se mordre la queue et vous de vous prendre la tête, dans tous les sens du terme.

N'oubliez jamais que votre médecin traitant vous connaît par cœur. Si les scénarios catastrophiques sont votre spécialité, faites-lui confiance, il a intégré la chose... Logiquement, il devrait se montrer le plus rigoureux du monde dans son approche, lorsque vous le consulterez. La ligne de crête est d'ailleurs assez aiguë pour lui : il doit tout passer en revue tout en évitant de vous faire paniquer. Donc soyez coopératif ! Soyez précis lorsqu'il vous demandera où, précisément, siège votre mal de crâne et dans quelles conditions il surgit. Et ne vous affolez pas quand il voudra en savoir plus sur l'existence de symptômes associés susceptibles d'orienter son diagnostic. Avez-vous des troubles visuels ? Vous arrive-t-il de vomir ? Avez-vous des nausées ? Voyez-vous des mouches danser dans votre champ de vision ? Comment ça se passe à la maison ? Au boulot ? La famille, les enfants ? Tout baigne ? Ces questions sont de routine, ne les interprétez pas comme des épitaphes ! Même si elles motivent des examens complémentaires qui, dans le cas d'un mal de tête récurrent, passent systématiquement par l'imagerie des sinus de la face, un examen ophtalmologique complet et la réalisation d'un scanner ou d'une IRM cérébrale (imagerie par résonance magnétique).

J'ai des trous de mémoire

Un jour, l'un de mes amis cherche son téléphone portable pendant vingt minutes... Il fait les poches de toute sa garde-robe, fouille dans tous les sacs qui lui tombent sous la main, passe de pièce en pièce, soulève ici une couette, regarde là sous le lit... En vain. Il devient fou... Il retourne la maison, la met sens dessus dessous. Le téléphone demeure introuvable... Il se rappelle alors qu'il a aussi un téléphone fixe. Il s'en saisit, appelle son portable. Toujours rien. Il pense l'avoir définitivement perdu lorsqu'il se dit qu'il l'a peut-être oublié dans sa voiture. Haletant, il se rue à l'endroit où elle est garée. Et à peine en a-t-il ouvert la portière qu'il aperçoit effectivement son téléphone portable dont l'écran, au même moment, indique que quelqu'un l'appelle.

Le quelqu'un en question, c'est moi. Je suis au bout du fil et vous savez ce que j'entends ? Ceci : « Michel, désolé, je te rappelle, j'peux pas t'parler, j'ai perdu mon téléphone ! » Et il raccroche. Il n'a jamais rappelé. Le lendemain, je lui téléphone pour lui demander si, par hasard, il ne serait pas en train de se foutre de moi. Je lui rafraîchis la mémoire. Je lui explique que, la veille, je l'ai appelé sur SON téléphone, qu'il m'a envoyé paître au prétexte qu'il avait perdu SON téléphone alors qu'il était en train de parler dedans ! L'ami craque : « Ça y est, je perds la tête ! » Perdu la tête ? Parce que, dans la précipitation, il a perdu le fil de ses pensées et a oublié ce qu'il était venu faire dans sa voiture ? Pas sûr...

Nous vivons tous des moments où notre mémoire nous joue des tours, où nous sommes incapables de nous rappeler où se trouvent les clés de la voiture ou la liste des courses, des moments crispants où le dossier dont on est certain de l'avoir rangé dans le deuxième tiroir a mystérieusement disparu, des moments d'agitation où l'on cherche la paire de lunettes qu'on a pourtant sur le front, des moments embarrassants où l'on est incapable de se rappeler le nom de la personne qui nous sourit avec ce petit air de connivence qui suggère qu'on se connaît, des moments cocasses aussi, où l'on se retrouve dans une pièce où l'on est venu chercher quelque chose de précis, oui, mais quoi ? Pour peu qu'on ait dépassé la cinquantaine, on pense immanquablement à la maladie d'Alzheimer, cette maladie cérébrale qui détériore progressivement les fonctions cérébrales en commençant par s'attaquer à la mémoire. On s'imagine rongé par un mal invisible et d'autant plus sournois qu'en général, lorsqu'en apparaissent les symptômes, cela signifie qu'il s'est installé dans notre organisme dix, voire vingt ans auparavant... « J'ai Alzheimer ! », la nouvelle formule à la mode...

Pas si vite... Vous avez tout à fait raison de vous préoccuper de votre mémoire et d'être attentif à ses défaillances. Et il est tout à fait compréhensible que vous pensiez à la maladie d'Alzheimer qui touche quelque 900 000 personnes en France, nombre en constante augmentation... Mais si l'on remettait un peu de discernement dans les choses ?

Loin de moi l'idée de minimiser le problème sociétal et sanitaire que pose cette maladie. Mais il faut reconnaître que si l'on a le réflexe d'y penser, c'est aussi parce qu'il existe une petite musique de fond médiatique (que le truchement des réseaux sociaux et d'internet amplifie) qui nous rappelle en permanence à son mauvais souvenir. On n'a jamais autant parlé d'Alzheimer ! Je ne dis pas que c'est une erreur. Je dis que c'est un fait. Un fait justifié par la forme de notre pyramide des âges. Oui, la maladie d'Alzheimer gagne du terrain. Mais on pourrait l'interpréter comme une bonne nouvelle ! En effet, plus on est âgé, plus on est exposé. Et comme l'espérance de vie des Français ne cesse d'augmenter, le nombre de malades suit la courbe. Aujourd'hui 1 % de la population française entre 65 et 69 ans est concerné. Chez les plus de 85 ans, on est à 15 %. Avant, ces 15 % n'entraient pas dans les statistiques pour une raison simple : ils étaient au cimetière.

Ce que vous prenez pour des trous de mémoire n'est parfois que la manifestation d'un trait de votre personnalité : vous êtes « tête en l'air », tout simplement ! En revanche, vous avez le droit de vous poser des questions si vos trous de mémoire relèvent de l'univers affectif.

Par exemple, si, à 9 heures du matin, une personne qui vous est chère vous téléphone pour vous parler d'un sujet précis et que, dans l'après-midi, quand elle vous rappelle, vous avez oublié que vous vous êtes parlé dans la matinée, il peut s'agir d'une alerte. À condition bien sûr que ce genre de scénario ait tendance à se répéter.

Mais je vous connais... Ce ne sont pas quelques statistiques, fussent-elles irréfutables, qui vous feront lâcher l'affaire. Dès lors, pourquoi ne pas consulter ? Vous serez soumis à des tests neuropsychologiques. Votre médecin recherchera d'éventuels troubles associés, de la pensée, du jugement, du langage ou du comportement. S'il le juge utile, il sondera vos proches afin d'évaluer vos capacités à faire face aux activités quotidiennes. En cas de doute, même minime, vous aurez droit à une prise de sang, à une ponction lombaire, voire à une IRM cérébrale susceptible de révéler l'existence de lésions au niveau du centre de la mémoire qui se situe dans le cerveau, dans la zone de l'hippocampe. Mais vous avez de la marge... Et de bonnes raisons de ne pas vous en faire. Interrogez-vous plutôt sur votre rythme au quotidien. Êtes-vous stressé ? Ressentez-vous une fatigue inhabituelle ? Ces petits oublis du quotidien que vous interprétez comme les signes annonciateurs d'une irréversible démence ne sont peut-être que l'expression de votre incapacité à ralentir le rythme. Aussi, levez le pied, votre mémoire s'en souviendra... Dormez. Bougez. Et prenez le temps de vous occuper de vous en faisant, précisément, travailler votre mémoire. Car si la maladie d'Alzheimer est toujours incurable, il est possible d'en retarder l'arrivée et l'évolution en cas de mauvaise nouvelle. Pour ce faire, la lecture, la culture et le fait d'avoir une vie sociale la plus riche possible sont d'excellents alliés.

Quand on atteint un certain âge, on dramatise volontiers les trous de mémoire et les troubles de l'attention qui nous guettent. D'où l'intérêt du test de Folstein, qui permet de vérifier si votre cerveau est toujours en forme. Test réussi ? Soyez rassuré... Test raté ? Alerte... Le test repose sur une batterie de questions dont les premières, d'une simplicité confondante, permettent de tester les capacités d'orientation dans le temps et dans l'espace. En quelle année sommes-nous ? En quelle saison sommes-nous ? En quel mois ? Quel jour de la semaine ? Dans quelle ville sommes-nous ?

Dans quel département ? Dans quel hôpital ? À quel étage ? Etc.

Ensuite, les questions se compliquent. D'ailleurs, pour bien interpréter les résultats, il faut tenir compte du niveau scolaire du patient... On vous demandera, par exemple, de compter à partir de 100 en retirant 7 à chaque fois... 100, 93, 86, 79, etc. Ou encore de retenir 3 mots n'ayant rien à voir les uns avec les autres (par exemple « banane », « marteau-piqueur » et « chapeau »), avant de passer à autre chose et d'y revenir pour vérifier que vous vous les rappelez. Le test comporte 30 questions. Chaque bonne réponse rapporte 1 point. Si vous avez 30 points, votre fonctionnement cognitif est au top. Si vous avez moins de 24 points, vous allez devoir faire l'objet de tests supplémentaires... Vous voulez passer le test de Folstein ? Qu'à cela ne tienne : il existe, dans toute la France, des centres « Mémoire » où c'est possible. Mais auparavant, parlez-en à votre médecin traitant. C'est parfois lui qui s'en charge. À condition d'avoir été formé pour le faire... Pour finir, ne relisez pas ce qui précède et essayez de vous rappeler les 3 mots qui n'ont « rien à voir les uns avec les autres » et que je vous suggérais de retenir ci-dessus... C'est bon ? Vous avez trouvé ? Non ? OK, vous avez gagné, vous avez bien la maladie d'Alzheimer ! Ou pas.

Je ne saurais clore ce chapitre consacré à la défaillance de la mémoire sans m'attarder sur l'une de ses manifestations les plus spectaculaires : l'ictus amnésique... Et plutôt que de vous en faire la description pathologique, laissez-moi vous raconter une histoire vraie. Un dimanche matin, une bande d'une dizaine de cyclistes amateurs se donne rendez-vous pour une sortie d'une cinquantaine de kilomètres. Après dix minutes de pédalage seulement, première crevaison. Tous les cyclistes mettent pied à terre, le temps de la réparation, puis repartent. Arrive la première côte. Le peloton s'étire, deux des cyclistes sont carrément à la peine. Bientôt, les voilà largués... Parmi eux, se trouve celui qui a crevé. Et soudain, pas de chance : nouvelle crevaison ! Le même vélo, le même pneu, le même bonhomme ! Les deux retardataires n'ont d'autre choix que de s'arrêter de nouveau. Ils réparent puis repartent. Mais les autres sont déjà loin, ils les ont semés... L'un d'entre eux a une idée : « On va prendre un raccourci parce que, avec tes deux crevaisons, on a pris trop de retard sur le reste du groupe. » L'autre lui répond : « De quelles crevaisons tu me parles ? Quelqu'un a crevé ?

– Ben oui : toi !

– Moi ? Mais j'ai pas crevé, moi ! » Précision : c'est le gars qui a crevé à deux reprises qui tient ces propos ! Il nie avoir crevé alors que cinq minutes auparavant il était lui-même en train de pomper sur le bord de la route pour réparer son propre vélo ! Interloqué, son camarade se dit que c'est de l'humour, qu'il doit être un peu fatigué, et tous deux continuent de pédaler. Dix minutes passent et la discussion revient sur les crevaisons. Le gars qui a crevé s'entête : « Pourquoi tu me parles de crevaisons ? Personne n'a crevé ! »

Là, l'autre commence à prendre peur. Il a l'impression que son pote, non content d'avoir crevé à deux reprises, est aussi en train de dérailler ! Mais mentalement... Il perd la boule devant moi, se dit-il, il me fait un AVC ou une sorte d'Alzheimer foudroyant ou je ne sais quoi mais tout ça ne sent pas bon... Il propose de faire une pause, appelle le Samu qui arrive rapidement et procède à quelques tests. Verdict : notre cycliste amateur qui tenait des propos incohérents a fait un ictus amnésique. L'ictus est une perte de mémoire transitoire qui dure en général entre six et huit heures : la personne touchée ne conserve aucun souvenir de ce qui s'est passé dans sa vie pendant ce laps de temps. Aucun ! Quant à l'entourage, il est souvent déstabilisé car il interprète les symptômes comme ceux d'un accident vasculaire cérébral. À tort... Car même s'il est spectaculaire et traumatisant, l'ictus amnésique est bénin et n'altère en rien les capacités cognitives du patient. Et à propos de patient, je vous donne des nouvelles du cycliste qui crève plus souvent qu'à son tour : il va bien mais, aujourd'hui encore, quand on lui raconte son histoire, il continue à ne se souvenir de rien ! Ni de la sortie à vélo, ni des crevaisons, ni du Samu, ni de son transfert à l'hôpital. Quelques heures de sa vie se sont à jamais effacées de sa mémoire.

L'ictus amnésique ne laisse pas de séquelles et n'annonce pas forcément de récidive. Mais d'où vient-il ? Mystère... Tout au plus a-t-on remarqué qu'il touchait plus volontiers les personnes sujettes à l'anxiété, *a fortiori* si elles sont surmenées. Parmi les hypothèses avancées par les chercheurs : l'ischémie d'une artère cérébrale. Elle se contracterait, diminuant l'apport sanguin et donc l'oxygénation d'une partie du cerveau située dans la région de l'hippocampe. D'où la perte de mémoire transitoire. Si ça se trouve, vous en avez déjà fait un. Mais vous ne vous le rappelez pas...

Je tremble bizarrement

Ma main a tremblé. Je n'ai pas rêvé : j'étais confortablement installé dans le canapé quand ma main s'est mise à trembler, sans raison apparente. Oh, ça n'a pas duré bien longtemps. Mais suffisamment quand même pour que je le remarque. J'en suis stupéfait : à y repenser, je doute que cela soit la première fois que cela m'arrive. Déjà, la semaine dernière, dans le lit, c'est mon pied qui a tremblé. Maintenant, je me le rappelle : j'étais sur le point de m'endormir, ça m'a réveillé. Je ne suis pas du style à m'émouvoir pour un rien, je n'ai jamais eu la tremblote de ma vie, je ne suis pas sur le point de passer un entretien décisif pour la suite de ma carrière, je n'ai aucune raison de m'inquiéter pour l'avenir mais là, faut pas me la faire, je viens d'en trouver une, de raison. Et une sérieuse. Indiscutable. Je tremble et les choses ne vont faire qu'empirer : bientôt, mes mouvements ne seront plus coordonnés, je ne pourrai plus écrire, je ne saurai plus mettre un pied devant l'autre, je vais me raidir, mes articulations vont me trahir, ma dégénérescence s'accélérer, c'est une évidence : j'ai la maladie de Parkinson.

En effet... En France, 150 000 personnes souffrent de cette maladie neurologique qui, comme celle d'Alzheimer, prend le temps d'investir l'organisme avant de laisser filtrer ce que nous interprétons comme des symptômes. Donc, en effet, pourquoi pas vous ? D'autant que vous avez allègrement dépassé la soixantaine.

Ah ?

Non ?

Vous n'avez pas 60 ans ? Vous en êtes loin ? En voilà une bonne nouvelle ! Je ne dis pas que vous n'avez pas la maladie de Parkinson mais j'affirme qu'il est assez rare qu'elle se manifeste avant 60 ans. Donc si vous le voulez bien, on va chercher ailleurs...

Le tremblement au repos, c'est bien beau, mais ça ne suffit pas à diagnostiquer la maladie de Parkinson dont il existe trois symptômes. Il faut que deux d'entre eux soient observés pour que le diagnostic puisse être posé. Ces symptômes sont la lenteur du mouvement, la raideur et le tremblement au repos. Responsable ? La dopamine. Ou plutôt son absence. Car nous avons tous, dans une zone située à la base du cerveau et appelée « substance noire », des neurones dont le boulot consiste à fabriquer cette fameuse dopamine, un messager chimique essentiel pour contrôler nos mouvements. La destruction progressive de ces neurones peut entraîner une carence en dopamine et, *in fine*, l'apparition des symptômes de Parkinson.

Mais je sais ce que vous vous dites... Vous vous dites qu'il n'y a pas besoin d'être expert en calcul pour savoir que 2 = 1 + 1. Et vos immenses capacités de raisonnement en concluent qu'avant d'avoir deux symptômes, il faut commencer par le premier. Imparable. Je rends les armes. Donc, ces tremblements qui vous terrorisent ne peuvent être que la première moitié de ce qui vous autorisera, le moment venu, à poser ce diagnostic auquel vous tenez tant : Parkinson ! Aujourd'hui, vous tremblez. Demain viendra la raideur. Ou la lenteur. Ou les deux. Peu importe, l'important, c'est de ne pas passer à côté de ce qui vous menace !

Votre inquiétude grandit. Du coup, vous tremblez pour de bon... Il est temps d'en parler à votre généraliste. S'il a des doutes, il vous orientera vers un neurologue. Mais il ne le fera pas sans vous avoir préalablement énuméré toutes les circonstances de la vie qui peuvent justifier que l'on soit sujet à des tremblements : la fatigue, le stress, le froid ou l'excès de café. Et croyez-moi, les personnes qui tremblent pour ces raisons-là sont beaucoup plus nombreuses que celles qui tremblent à cause de Parkinson. Fatigue, stress, froid, café ? Ça n'est pas assez grave pour vous ? J'ai peut-être mieux à vous proposer : et si vos tremblements étaient dus à un dysfonctionnement de la thyroïde ?

Je sens que l'hypothèse vous ragaillardit ! Évacuons d'entrée l'hypothyroïdie, révélatrice d'une thyroïde qui fonctionnerait au ralenti, pour nous consacrer à l'hyperthyroïdie. C'est vrai, le tremblement des mains en est l'un des symptômes. Mais il y en a d'autres : la perte de poids, la fonte musculaire, l'irritabilité, le fait de dormir en pointillé, une transpiration abondante, l'impression que le cœur s'emballe et la conviction que, quand on va à la selle, on ne fait pas le voyage pour rien... Vous cumulez quelques-uns de ces symptômes ? OK, vous êtes peut-être concerné...

La thyroïde est une petite glande située à la base du cou. Essentielle à notre métabolisme, elle sécrète tout un tas d'hormones qui agissent sur nos organes... Si elle s'emballe, l'organisme est en surrégime. On parle alors d'hyperthyroïdie. Elle est le plus souvent due à la maladie de Basedow, du nom du médecin allemand, Carl von Basedow, qui fut le premier à pointer que la thyroïde pouvait s'emballer. C'était en 1840. Cette maladie touche plus volontiers les femmes que les hommes, plutôt les quadras et les quinquas que les autres... Elle aime bien les fumeurs, aussi...

Bonne nouvelle : elle se soigne.

Si l'hyperthyroïdie est modérée, vous pouvez régler le problème en prenant des bêtabloquants. Ces médicaments permettent de réguler les battements du cœur. En revanche, quand la maladie est plus sérieuse, il faut parfois passer par l'ablation d'une partie ou de toute la glande thyroïdienne.

Et si vos tremblements étaient « essentiels ? » Non pas essentiels à votre angoisse ou votre besoin perpétuellement inassouvi de vous savoir malade, mais tout simplement... essentiels ! Si votre médecin vous parle de tremblements essentiels, ne le prenez pas mal. Dans le jargon médical, « essentiel » signifie qu'il n'y a pas d'explication. Merci, au revoir, c'est 25 euros. Vous ne devez pas exclure que vos tremblements s'inscrivent dans cette catégorie. Cela voudrait dire que vos muscles reçoivent des messages nerveux successifs qui les obligent à se contracter plusieurs fois, sans aucune raison. Certes, ce genre de diagnostic est rare, observation qui, j'en étais sûr, déclenche un tsunami de questions dans votre cortex imaginatif. Suis-je anormal ? S'agit-il là d'une maladie que l'on peut diagnostiquer avec certitude ? Si c'est rare, est-ce que ça se soigne ? À toutes ces questions, je réponds par la négative. Non, vous n'êtes pas anormal. Non, rien ne permet de bétonner le diagnostic. Et non, ça ne se soigne pas. Actuellement, aucun traitement ne peut empêcher la progression des tremblements « essentiels ». Cela dit, si vous en êtes à votre quatrième café depuis le début de la journée, je vous suggère de passer à l'eau plate.

Les tremblements « essentiels » touchent 1 personne sur 200 en France. Ils se localisent généralement au niveau des muscles de la posture, des mains, du visage et du cou et se manifestent lorsque le malade accomplit un geste simple comme se servir un verre d'eau, manger un bol de céréales, enfiler des vêtements, bricoler ou tenter de se raser, ce qui peut tourner à l'aventure... Ces tremblements peuvent aussi perturber le fonctionnement des cordes vocales. Concrètement, c'est alors la voix qui flageole.

C'est du côté du cervelet que ça se passe. Cette structure intervient dans le contrôle de la précision des gestes : si certaines de ses cellules dégénèrent, la transmission des informations relatives à la motricité n'est plus assurée autant qu'elle devrait l'être.

Vous vous demandez sans doute ce à quoi peut ressembler une consultation pour tremblements essentiels. Interrogation légitime. Tout se passe chez le neurologue qui procède à des tests simples. Il demandera par exemple au patient de tendre les bras pour voir comment se comportent ses mains et ses doigts. Tremblent-ils ? Donnent-ils l'impression que le patient pianote sur un clavier imaginaire ? Il lui proposera de poser son index sur le bout de son nez, geste qui demande plus de maîtrise et de précision qu'il n'y paraît, voire de positionner ses deux index, le droit et le gauche, face à face, le plus près possible l'un de l'autre mais en veillant à ce qu'ils ne se touchent pas. En cas d'échec, le praticien dispose d'indications sérieuses même s'il lui est difficile d'établir un diagnostic avec certitude. En effet, ni les tests biologiques comme l'analyse de sang ou d'urine, ni les examens cérébraux ne détectent quoi que ce soit.

Si elle est incurable, la maladie des tremblements essentiels se traite. Les cas les plus sévères ont incité les chercheurs à imaginer un système d'électrodes qui stimulent la zone cérébrale impliquée dans ce dysfonctionnement et à concevoir une machine capable de délivrer des ultrasons qui traversent le crâne pour atteindre le thalamus. Les résultats ont permis de constater une nette amélioration de l'état des malades.

Notez bien que, dans le cas de la maladie de Parkinson, les tremblements surviennent au repos. Les tremblements essentiels, eux, sont des tremblements d'action. Ils surviennent quand le malade accomplit un geste, ce qui suppose qu'il sollicite ses muscles, fût-ce avec parcimonie.

Je vois double, j'ai des vertiges

À la maison, lorsque je fixe un objet, il se dédouble. Je pourrais me réjouir en concluant que mon patrimoine a doublé... Que nenni ! C'est mon inquiétude qui est décuplée. Parce que si je n'avais que l'impression de loucher, j'en déduirais simplement que ma vue me joue des tours. Mais les choses sont bien plus graves que cela : non seulement je vois double mais en plus j'ai la sensation désagréable d'un vertige. Par moments, on me dirait que je suis ivre, à bord d'un radeau ballotté par les vagues d'une mer déchaînée, je pourrais le croire. La sensation ne dure jamais très longtemps mais, quand elle s'efface, surviennent des maux de tête. Aucun répit. Ce qui veut forcément dire quelque chose. Et ce quelque chose a forcément à voir avec la tumeur cérébrale. Que voulez-vous que ce soit d'autre ?

Comment ne pas vous donner raison ? C'est vrai : une tumeur, quand elle grossit, peut exercer une pression sur les structures cérébrales, entraînant des troubles de la perception. Parce que si le crâne est dur, tout ce qui compose notre cerveau et se trouve à l'intérieur, c'est tout mou ! Donc compressible. Et à partir du moment où la tumeur décide d'y prendre ses aises, il faut bien lui laisser un peu de place. D'ailleurs, la tumeur, elle n'est pas du genre à demander la permission : elle s'installe, les autres se poussent et c'est pour ça que vous avez mal. Et pour peu qu'elle élise domicile dans l'orbite, cavité où se loge l'œil, on tiendra l'explication d'un champ oculaire défaillant. Cependant, le pire n'est jamais sûr et il est peut-être encore un peu tôt pour vous lancer dans la rédaction de votre testament.

Car après tout, vous n'avez peut-être qu'une bonne migraine. Si la douleur est localisée d'un côté de la tête, que vous avez l'impression que votre crâne « pulse » un peu comme si vous aviez un haut-parleur à la place de la tête, c'en est une ! *A fortiori* si la douleur s'accompagne de nausées et que vous ne supportez plus la lumière. La migraine se déplace rarement seule. Elle s'accompagne souvent d'une sensation de vertige et de la perception simultanée de deux images d'un même objet (la « diplopie », comme disent les savants) qui vous ont fait penser à une tumeur.

On a parfois tendance à mettre la migraine et la céphalée dans le panier commun du mal de tête. Mais l'une et l'autre diffèrent. La première a tendance à se manifester dans les phases de décompression (lorsque vous êtes en week-end par exemple) et la seconde lorsque vous croulez sous le travail.

Avez-vous été victime d'un traumatisme crânien ? J'ai tendance à penser que, si c'était le cas, vous vous en souviendriez. Mais je tente quand même ma chance. Car ce genre d'aventure laisse parfois des traces sous forme de troubles de la conscience, ce qui expliquerait vertiges, diplopie et *tutti quanti*. Les personnes concernées doivent s'en alarmer et faire l'objet d'une surveillance particulière. Elles ne sont pas à l'abri de saignements intracrâniens, soit après le traumatisme, soit de façon différée. Et dans ce cas, seul un scanner cérébral permet d'établir un diagnostic précis.

Il en va de même avec les traumatismes de l'orbite dont on continue à payer la facture bien après qu'ils ont été réglés. Car il arrive qu'ils affectent les muscles qui donnent aux yeux leur liberté de mouvement. Les bouger devient alors douloureux. Le patient a l'impression que ses yeux ne sont pas sur un même plan : celui qui est atteint semble enfoncé derrière les paupières ou, au contraire, exorbité par rapport à son voisin. Dans ce cas, une visite chez l'ophtalmologue s'impose : il saura vous dire si la chirurgie s'avère nécessaire.

Mais, dites-moi, puisqu'on parle de vertiges, si on s'intéressait à vos oreilles ? Elles abritent le vestibule, qui est considéré comme le centre de l'équilibre. Si quelque chose y dysfonctionne, la conséquence est immédiate : le sol mollit avant de se dérober sous vos pieds et, autour de vous, tout tangue, un peu comme si l'on vous avait installé sur un manège en perdition. Avez-vous l'impression d'avoir vécu pareille scène ? Si oui, il est possible que vos soucis se résument à

4 lettres : VPPB. Le vertige positionnel paroxystique bénin touche quelque 4 millions de personnes chaque année en France. En général, il se déclenche quand on est dans son lit (le sien, pas celui du vertige), soit au moment où l'on se couche, soit au moment où l'on se lève, soit au moment où l'on change de position. Pendant une quinzaine de secondes, votre chambre est en apesanteur. Vous flottez, votre environnement fait de même et la sensation est d'autant plus désagréable qu'elle s'accompagne de nausées, voire de vomissements. Vous vous sentez partir. Pour autant, vous avez moins besoin d'un prêtre auquel confier vos derniers péchés que d'un bon ORL capable de vous manipuler. Point besoin d'en passer par une batterie d'examens : vous aurez simplement droit à une petite séance destinée à remettre en place de petits cristaux qui se trouvent dans votre oreille interne et dont la position est déterminante pour que vous renouiez avec votre équilibre.

En temps normal, notre corps trouve son équilibre de manière automatique. Et il y parvient grâce au cerveau qui trie les informations. Les yeux lui précisent la position de la tête. La plante des pieds, les muscles et les articulations qui disposent de capteurs de pression, eux aussi, transmettent des infos. Et l'oreille interne, dont le rôle est majeur, l'informe sur les mouvements du corps dans l'espace.

Toutes les données sont centralisées dans le cervelet (situé à l'arrière du cerveau) qui se charge ensuite de donner des ordres pour maintenir l'équilibre. Évidemment, tout cela s'accomplit de manière inconsciente. Sauf que, parfois, l'un des informateurs fait mal son boulot. D'où les vertiges.

J'y pense... On parle de vertiges, de nausées, de vomissements, mais on peut charger la barque si vous le souhaitez ! On peut ajouter, à ces symptômes, des sifflements et des bourdonnements dans les oreilles. Si ce descriptif vous rappelle quelque chose, si vous avez, en prime, le souvenir d'avoir sué à grosses gouttes et d'avoir eu le visage aussi blanc que le lavabo d'un appartement témoin, vous avez sans doute contracté la maladie de Ménière. Attention, show garanti : les crises sont spectaculaires et, qu'on les endure ou qu'on y assiste, souvent angoissantes.

La maladie de Ménière tient son nom du professeur Prosper Ménière qui fut le premier à la décrire en 1861. Cocorico, c'est un Français. Les crises qui la caractérisent sont soudaines et récurrentes. Elles peuvent survenir tous les ans, tous les 10 ans, tous les 20 ans, une seule fois dans une vie ou jamais. C'est à leur guise : leur imprévisibilité est totale, leur fréquence parfaitement aléatoire. Sur leur origine, plane un épais mystère. Tout juste observe-t-on que la maladie va de pair avec une augmentation, sans cause identifiée, de la pression dans l'oreille interne, qu'elle touche plus volontiers les femmes que les hommes et qu'elle préfère les patients âgés entre 40 et 60 ans. On ne la guérit pas. Mais il existe des médicaments qui soulagent temporairement les malades.

Nous voilà loin de l'hypothèse de la tumeur cérébrale qui vous semblait d'une indiscutable évidence au seuil de ce chapitre. Vous avez survécu. Pourtant, vous n'êtes pas convaincu. Vous êtes persuadé qu'il y a d'autres explications possibles à vos vertiges et votre diplopie. J'ai en stock quelques petites choses qui pourraient peut-être vous intéresser... Quid de votre pression artérielle ?

Une poussée d'hypertension peut générer des troubles vasculaires, lesquels peuvent déboucher sur de brefs vertiges, notamment lors de mouvements de la tête... Quid de vos vertèbres cervicales ? Se peut-il que leurs articulations soient atteintes d'arthrose ? Non pas que le vertige en soit l'un des symptômes directs. Simplement, il arrive qu'une personne dont le cartilage s'est détérioré au fil du temps développe des excroissances osseuses qui, en grossissant, pourront causer des vertiges.

Vous voilà avec l'embarras du choix. Bien sûr, vous ne ferez pas l'économie d'une consultation. Alors autant la préparer en répondant par avance aux questions que votre médecin ne manquera pas de vous poser. Notez les circonstances d'apparition de vos troubles, leur rythme de survenue, leur évolution. Notez également la durée des crises, évaluez leur intensité sur une échelle de zéro à la mort qui tue. Préparez-vous psychologiquement à devoir tendre le bras pour qu'on vous prenne la tension, dites la vérité sur votre consommation d'alcool, venez avec la liste des médicaments que vous prenez, notamment les hypotenseurs, sédatifs, diurétiques, et n'excluez pas de devoir jouer les prolongations avec un ophtalmologue ou un ORL. Le premier mesurera votre tension oculaire et le second vous offrira un bilan audiométrique tout en vous soumettant à des épreuves vestibulaires ou manœuvres positionnelles de la tête. Je sais, il y a pas mal de jargon dans tout cela. N'y voyez pas la volonté de vous embrouiller l'esprit ou de vous perdre dans le dédale d'un savoir académique mais simplement le besoin, chez le médecin, d'éliminer les hypothèses qui nourrissent votre anxiété pour qu'à la fin il n'en reste plus qu'une, acceptable et néanmoins séduisante : la fatigue.

Car oui, les yeux qui scintillent, les objets qui se dédoublent, les oreilles qui sifflent, les vertiges ou les jambes molles n'ont parfois d'autre explication que le rythme infernal que vous vous êtes imposé, fait de nuits courtes et d'heures sup à gogo. Vous repartirez alors sans ordonnance mais avec un conseil : prenez des vacances.

Ce chapitre commençant par l'évocation d'un problème de vue, je souhaiterais le refermer en y revenant... Vous arrive-t-il de voir des points noirs ? Je m'explique... Concrètement, apparaît, dans votre champ de vision, ce qui ressemble à des moucherons... La première fois, on croit à des poussières qui ont suspendu leur vol... On essaie de les attraper avec la main et on n'attrape rien parce qu'il n'y a ni moucheron ni poussière ! Il y a juste un point noir, ou même plusieurs, qui traînent devant vos yeux. Cette étrange sensation, qui touche plutôt les plus de 45 ans, en affole plus d'un. À tort. Non, vous n'êtes pas en train de devenir aveugle ! En fait, tout se passe entre la rétine et le cristallin. Il y a là un petit espace rempli d'une sorte de gel que l'on appelle le corps vitré... Ce gel subit parfois des modifications et c'est cela qui entraîne cette impression d'avoir des moucherons qui dansent sous vos yeux. Tout cela est plus agaçant que dangereux même si vous ne sauriez vous soustraire à une petite consultation, histoire de vérifier qu'on est bien là dans une évolution normale de l'œil, un phénomène physiologique dû au temps qui passe, et non pas dans un processus de décollement de la rétine qui serait plus problématique. Le signe qui doit vous alerter ? Ceci : quand les moucherons apparaissent brutalement et qu'en plus d'endurer la danse de ces bestioles virtuelles vous avez l'impression de voir des points brillants ou de percevoir des éclairs.

En général, les points noirs disparaissent d'eux-mêmes et réapparaissent quand bon leur semble. Mais s'en débarrasser définitivement, c'est compliqué... Il n'existe pas de traitement efficace. Pas de médicament. Pas d'intervention au laser. Seule option, radicale : la chirurgie. Mais l'opération est assez lourde. Elle consiste à enlever ce qu'on appelle des « corps flottants » qui se trouvent dans le corps vitré. Si vous y allez avec un bistouri, vous prenez forcément le risque d'une infection, d'un décollement de la rétine, voire d'une cataracte... Donc, on réserve l'opération aux personnes dont la vue est vraiment mal en point ou qui peinent psychiquement à supporter ce qui leur arrive. Les autres sont priées de prendre leur mal en patience. D'ailleurs, avec le temps, ces points noirs, on les voit moins. Le cerveau s'habitue à leur présence et, du coup, vous y faites moins attention.

Mes oreilles bourdonnent

Ma vie est un enfer sonore traversé d'acouphènes qui me transpercent les tympans. Les sifflements me pourrissent la vie, ils surviennent sans crier gare et, quand ils s'interrompent, c'est pour reprendre de plus belle. Il ne m'est plus possible d'écouter de la musique, pas même le tube qui fit la réputation de Richard Anthony « J'entends siffler le train » ; au moins, ça aurait du sens... À ma connaissance, je n'ai aucun lien de parenté avec Jeanne d'Arc. Et si je m'interroge sur l'existence de la vie extraterrestre, je ne cherche pas pour autant à entrer en communication avec d'hypothétiques petits bonshommes verts émettant des ultrasons. Mon inquiétude culmine, il n'y a pas de hasard, tout cela finira par me rendre sourd comme Beethoven dont je ne peux même plus apprécier les sonates, ou même pire. Tiens, pourquoi pas une tumeur du nerf auditif ? Ça, ça aurait de la gueule ! Et surtout, ça expliquerait tout.

Pas mal vu, me dis-je... Il n'est pas donné à tout le monde de savoir que les tumeurs du nerf auditif, ça existe bel et bien. Encore bravo ! On parle alors de neurinome. C'est *a priori* bénin. La tumeur fait son nid sur le nerf auditif et de l'équilibre. Peu à peu, elle le détruit mais tout cela n'échappe généralement pas à la tour de contrôle de votre organisme, le cerveau, lequel s'adapte à la situation. Et le temps passe. Et vous entendez de moins en moins bien. Au téléphone, vous faites répéter. Quand on vous dit bonjour sans vous regarder dans les yeux, vous ne captez pas forcément la manœuvre. Les gens commencent à parler dans votre dos, ils disent que vous êtes mal éduqué ; vos oreilles sifflent, mais au sens figuré cette fois... Cela dit, au sens propre, ça n'est pas mieux : acouphènes à toute heure. Pour peu que toutes ces tracasseries s'accompagnent de troubles de l'équilibre ou de vertiges (tiens, comme on se retrouve !), vous n'avez plus qu'à composer le numéro de votre ORL préféré : « Coucou, me revoilou, je suis le patient du chapitre précédent, je n'ai peut-être pas de tumeur cérébrale mais j'en ai une belle du nerf auditif. Qu'est-ce que vous en dites ? » Là, l'ORL rend les armes et applaudit votre perspicacité. Il vous propose un traitement chirurgical. Et rapide : point n'est besoin, en effet, d'attendre l'apparition d'une méningite (les méninges n'étant pas loin), de maux de tête ou d'une anesthésie de la face, ça ne ferait que compliquer les choses. Quelques tests d'audition pour la route ? Un petit scanner ? Une petite IRM pour confirmer le diagnostic ? Allons-y ! Faisons-nous plaisir...

Le beau scénario que voilà ! On ne va pas l'exclure mais simplement considérer qu'il ne s'impose pas. Non, le neurinome n'est pas une fatalité. Rendez-vous compte que les bourdonnements d'oreille qui vous tracassent constituent l'un des plaisirs les mieux partagés par les Français : près de 6 millions d'entre nous sont concernés. Parfois, une oreille est touchée. Parfois, les deux. Parfois, les acouphènes surviennent dans un contexte particulier : après un effort, au lendemain d'un concert (plutôt des Stones que de Richard Clayderman). Parfois ça se passe le jour, parfois la nuit, parfois les deux. Parfois, ce que vous entendez relève du tintement métallique, parfois vous identifiez une improbable tondeuse à gazon. Les acouphènes, c'est comme les positions du Kamasutra ou les babouches au souk de Marrakech : il en existe de toutes sortes. La seule constante, c'est que ce que vous entendez, personne d'autre ne l'entend. Vous êtes seul avec votre bruit qui témoigne d'une chose : la transmission du son au cerveau est déréglée. Mais vous allez me dire : « Pourquoi ? » Bonne question à laquelle les réponses sont multiples. Vous avez le choix : le problème peut résulter d'une simple infection de l'oreille mais aussi de votre cholestérol, d'une consommation d'alcool excessive, du surmenage, du stress, d'un cerveau qui a décidé de créer son bruit ou d'une hypertension artérielle.

Cette dernière est la première des causes évoquées en cas de bourdonnements d'oreille. Vous serez sans doute amené à prendre votre tension. Si la piste est bonne, le diagnostic sera rapide et le traitement, efficace, immédiatement mis en route.

Quand on a l'impression qu'une cocotte-minute a élu domicile dans son crâne, on cherche forcément des solutions. Il en est une qui, parfois, produit des résultats : faire du sport. Non pas que l'exercice physique agisse directement sur ce qui se passe dans vos oreilles, non... Simplement, quand on se dépense, on réduit son niveau de stress et on s'expose moins à l'hypertension qui, souvent, sont à l'origine des acouphènes... En tout état de cause, ce remède naturel ne vous fera jamais de mal. Vous pourrez même le coupler avec un traitement (sauf qu'avec les acouphènes le médicament ne gagne pas toujours la partie, loin de là), voire une thérapie cognitive destinée à vous apprendre à vous habituer au bruit. La réalité étant ce qu'elle est, il faut parfois faire avec et tout simplement tenter de l'apprivoiser, l'enjeu étant d'améliorer la qualité de vie et d'éviter que ces bruits parasites ne vous plongent dans l'anxiété, voire la dépression.

Et si vos acouphènes s'expliquaient pour des raisons phonétiques ? Acouphènes, cérumen... Vous y avez pensé ? La rime est pauvre, je le confesse. N'empêche : un banal bouchon de cérumen peut tout expliquer. Il suffit de jeter un œil au conduit auditif externe et au tympan pour en avoir le cœur net. Il y a un appareil pour ça : l'otoscope. Tout ORL qui se respecte en a un à portée de main. Si besoin, il saura nettoyer ce qui demande à l'être et les acouphènes disparaîtront.

Si d'aventure vous constatez que le cérumen est la cause de vos tracas, je vous connais, vous allez investir dans les cotons-tiges. Pourquoi pas... Sauf que ces petits bâtonnets obéissent à un mode d'emploi qui demande un peu de ce tact dont j'ai pu constater qu'il nous faisait souvent défaut...

Beaucoup d'entre nous ont en effet tendance à enfoncer le coton-tige un peu trop profondément dans le conduit auditif. C'est exactement ce qu'il ne faut pas faire car vous repoussez le cérumen et vous augmentez les risques de créer un bouchon qui se soldera tôt ou tard par une belle otite. Certains maladroits réussissent même à se percer le tympan, ce qui est extrêmement douloureux et handicapant.

Mon conseil : n'introduisez dans l'oreille que la partie cotonnée, rien de plus, et faites un petit mouvement circulaire pour récupérer le cérumen qui affleure à la sortie du conduit. Ce n'est pas la peine de chercher à en récupérer des kilos... Si vous avez peur de faire le mauvais geste, utilisez des cotons-tiges pour bébé : l'embout est plus gros, pas de risque qu'il soit introduit trop profondément dans le conduit.

Cela étant dit, vouloir se débarrasser à tout prix de tout son cérumen n'est pas une bonne idée. Le cérumen a son utilité... Il protège l'oreille des poussières, des bactéries et de l'eau. Dans l'organisme humain, ne l'oubliez jamais, rien n'est là par hasard...

Cherchons encore... Vous n'êtes pas stressé, ni tendu. L'alcool vous rebute. Votre conduit auditif ressemble à la galerie des Glaces et votre taux de cholestérol est tel que votre dernier bilan mériterait d'être encadré et exposé au Musée d'histoire de la médecine, 12, rue de l'École-de-Médecine, 75006 Paris.

Dès lors, l'une des rares questions qui se posent est la suivante : n'auriez-vous pas pris une gifle ces derniers temps ? Une de ces bonnes claques où la main bien à plat vient cogner à hauteur du tympan. Ceci pourrait expliquer cela. Bien des bourdonnements d'oreille naissent d'un traumatisme sonore classique. Et si vous ne vous connaissez pas d'ennemi susceptible de vous avoir mis une telle beigne, demandez-vous si tout n'a pas commencé lors de l'éclatement d'un pneu, ou au cours d'une séance de tir à la carabine, ou encore au lendemain de votre dernière soirée en boîte, vous savez, celle où il vous a fallu hurler toute la nuit pour vous faire comprendre de la personne qui était assise près du haut-parleur.

Je fais fausse route ? OK. Allons donc jeter un œil à votre pharmacie. Si d'aventure j'y trouve certains médicaments ototoxiques, je tiendrai peut-être l'explication de vos acouphènes. « Ototoxique », cela veut dire toxique pour les oreilles. Dans la grande famille des médicaments, certains ont cette mauvaise réputation : l'aspirine, la quinine, certains diurétiques, certains antibiotiques. En général, le patient est prévenu. Il lui suffit de lire la notice. Mais qui lit la notice ?

Sinon, j'ai à vous proposer quelque chose d'encore plus savant que l'ototoxicité. Accrochez-vous, le mot fait quand même cinq syllabes : l'otospongiose. Sous cette onctueuse appellation, la médecine désigne un défaut de souplesse du mécanisme de l'oreille moyenne où figure un tout petit osselet : l'étrier. Il doit son nom à sa forme. Vous ai-je dit que c'était mon os préféré ? Ses 3 millimètres m'attendrissent : c'est en effet l'os le plus léger et le plus petit du squelette humain qui en compte quand même 206.

Petit, donc, mais casse-bonbon. Il suffit que l'étrier soit atteint pour que la transmission des sons et de leurs vibrations vers l'oreille interne soit empêchée. Conséquence : une surdité apparaît progressivement et se double d'acouphènes.

La cause de l'otospongiose est encore méconnue. Cependant, la fréquence des formes familiales de cette maladie (qui se déclare entre 20 et 40 ans) incite à penser qu'elle est héréditaire. En outre, le fait qu'elle touche plus volontiers les femmes que les hommes laisse supposer que certains facteurs hormonaux favorisent son éclosion.

> On ne guérit pas de l'otospongiose. En revanche, la maladie se traite, chirurgicalement, et dans la plupart des cas avec succès. Mais il ne faut pas que l'oreille interne ait été touchée.

Vous serez sans doute tenté, en cas de bourdonnements d'oreille incessants, d'évoquer la maladie de Ménière dont il est question dans le chapitre précédent. Mauvaise pioche : les acouphènes ne suffisent pas, loin s'en faut, à diagnostiquer cette maladie. Si vous ne connaissez pas d'épisodes de grand vertige, associés à des nausées, des vomissements et une effroyable pâleur, considérez que ça ne fait pas de vous un patient suffisamment crédible pour intéresser la maladie de Ménière. Elle se mérite, que voulez-vous...

Les hypothèses défilent, le doute persiste... Vous êtes à deux doigts de perdre votre calme, ce qui est un préambule à l'apparition du stress, lequel peut provoquer des poussées d'hypertension artérielle, laquelle peut déboucher sur... des bourdonnements ! Vous voyez le topo ?

Dès lors, la plus sage des décisions consiste à préparer au mieux la consultation médicale qui s'impose. Allez-y pour y raconter votre vie ! Au médecin traitant, détaillez les caractéristiques de vos bourdonnements. Le phénomène est-il unique ou répété sous forme de crise ? Les acouphènes sont-ils le privilège d'une seule de vos oreilles ou les deux y ont-elles droit ? Surviennent-ils à des horaires particuliers ? Provoquent-ils une surdité temporaire ? Est-ce votre exclusivité ou la partagez-vous avec vos ascendants ? Sont-ils associés à d'autres misères du style mal de tête, sensation de vertige ? Prenez-vous des médicaments ? Vous aurez peut-être parfois l'impression de vous trouver dans un commissariat de police mais, sachez vous en convaincre, c'est pour votre bien : ne parle-t-on pas d'enquête diagnostique comme on parle d'enquête policière ?

J'ai, pour finir, de quoi vous réjouir : vous n'êtes pas seul ! Et vous ne le serez jamais ! En effet, la communauté des personnes souffrant d'acouphènes est amenée à grandir car, dans les salles d'attente des cabinets médicaux, on croise de plus en plus de personnes qui se plaignent de problèmes auditifs et d'acouphènes. Le phénomène n'épargne pas la jeunesse dont il est à craindre qu'elle ne préfigure une génération de sourdingues.

Explication : en France, les trois quarts des 15-45 ans utilisent des écouteurs... Ils y sont tellement attachés qu'on les a baptisés « La génération Y ». Tout irait pour le mieux s'ils n'avaient pas pris l'habitude de mettre le volume à fond. Car le son, quand il nous parvient, impose une sorte de pression sur le tympan. Si la pression est trop forte, ça peut déboucher sur l'arrachement des cils des cellules ciliées, qui sont les cellules sensorielles de l'audition... Et une fois arrachés, c'est terminé, *finito, kaput* : les cils en question ne repoussent pas... Pour éviter d'en arriver à ce scénario digne d'Attila, voici 3 conseils :

1. Régler le niveau sonore de l'appareil dans un endroit calme. Ne pas le faire en plein brouhaha. Le calme doit être la référence de ce qui est admissible. Et vous devez ensuite tenter de vous contenter du réglage que vous aurez préalablement fait...

2. Limiter à 3 heures quotidiennes l'utilisation du casque. Ça me paraît être le maximum du maximum. Je sais qu'avec certains ados, on est loin du compte...

3. Soyez conscient que le temps d'écoute et le niveau sonore sont liés. Si vous êtes à 90 décibels pendant 2 heures, ça va vous faire le même effet que si vous passez à 100 décibels pendant un quart d'heure.

> Si vous vivez avec un casque vissé dans les oreilles, prenez l'habitude de faire des pauses régulières, c'est-à-dire d'ôter le casque pendant un quart d'heure tous les trois quarts d'heure. Avantage induit : vous augmenterez vos chances de faire de belles rencontres car, j'ai déjà eu l'occasion de vous en parler, le casque isole et altère les rapports avec les autres...

Je saigne du nez

Non mais je rêve ! Un tee-shirt tout neuf et tout blanc ! Le deuxième en deux jours ! Maculé de sang ! Que faire ? Je sais bien qu'il existe des lessives miraculeuses mais arrêtez de me parler de ça ! Mon problème n'est pas textile ! Les marques de lessives, je m'en tape ! Mon problème, c'est mon nez ! Il pisse le sang ! Ça coule, ça n'en finit plus de couler. C'est pire qu'hier. Et sans doute moins important que demain. Car je le sais, je le sens, ça va recommencer. Je me vide, ça m'angoisse. Encore quelques litres et je ne serai plus. À moins qu'entre-temps une tumeur ne m'ait emporté.

On ne peut rien vous cacher : à partir du moment où les tumeurs peuvent pousser un peu partout, il n'y a pas de raison pour que l'une d'entre elles ne se soit pas dit qu'elle pourrait faire son nid dans l'un de vos trous de nez. Dans ce cas, il est question de kyste, de polype, de fibrome ou encore, n'ayons pas peur des mots qui rebutent, de cancer. La tumeur siège volontiers dans les fosses nasales ou les petites cavités aérées que sont les sinus et provoque donc vos épistaxis, puisque tel est le nom médical donné aux saignements de nez. Mais l'idéal serait que vos épistaxis soient répétées et associées à d'autres signes. Lesquels ? Ceux-ci : des douleurs au visage – voire sa déformation progressive jusqu'à éventuellement vous empêcher de voir correctement – et l'obstruction d'une narine s'aggravant de mois en mois. Vous n'avez rien de tout cela ? Si c'était le cas, vous auriez consulté un ORL depuis longtemps, non ? Je le conçois. Donc on va peut-être chercher ailleurs...

Et si vous aviez un trouble de la coagulation ? Cela expliquerait ces épistaxis, leur abondance, leur fréquence et la perspective de cet écoulement sans fin qui vous angoisse autant qu'il vous fascine. L'absence ou le manque de certaines protéines de la coagulation peut en effet entraîner des saignements du nez. Dans cette hypothèse, d'autres signes éveillent le soupçon, comme le fait que des hématomes cutanés apparaissent au moindre choc. L'anomalie, quand elle existe, se détecte via des prélèvements sanguins. Elle peut être liée à certaines maladies ou à la prise de médicaments anticoagulants. Il en est un que tout le monde ou presque utilise sans forcément le savoir : l'aspirine.

> Mi-arnaqueur, mi-aventurier, l'ineffable Raspoutine eut ses entrées à la cour de Russie au début du xxe siècle. Il est vrai qu'il parvenait à soulager le tsarévitch Alexis qui était hémophile et avait tendance à se vider à la moindre écorchure. Son secret ? Dès son arrivée au palais, avec son savoir et ses formules magiques, Raspoutine avait exigé que l'on jetât les médicaments qui encombraient la table de chevet de l'infortuné enfant. Or parmi eux figurait l'aspirine, médicament dont tout le monde ignorait à l'époque qu'il était anticoagulant. En n'en prenant plus, Alexis allait automatiquement mieux. Personne ne savait pourquoi. Pas même Raspoutine que le tsar couvrit d'or. Avant que tout le monde trépasse dans un bain de sang, révolution oblige.

Que de simples saignements de nez, isolés de tout autre symptôme, aient une origine tumorale ou liée à une maladie de la coagulation semble compliqué à justifier. C'est un peu comme si l'on soupçonnait un cancer du poumon dès qu'une personne tousse ou que l'on envisage l'amputation d'un membre en cas d'ongle incarné. Saigner impressionne. Parce que c'est spectaculaire. Parce que ça tache. Parce que ça réveille le souvenir des bobos de l'enfance. Parce que la vue du sang peut révulser. Parce qu'on s'accommode mal de voir quelque chose censé circuler à l'intérieur de notre organisme dévier de sa route pour aller prendre l'air à l'extérieur. Cela défie la logique des choses. Mais saigner du nez reste un événement dont la fréquence le dispute à la banalité.

Pourquoi saigne-t-on du nez ? Pour comprendre, saisissez, entre votre pouce et votre index, la petite cloison de cartilage qui sépare vos deux cloisons nasales. C'est bon ? Vous la tenez ? Eh bien sachez que c'est précisément à cet endroit que confluent pléthore de petits vaisseaux sanguins. Cette zone, où se rejoignent ces petits capillaires superficiels et fragiles, porte un nom : la tache vasculaire. Ce court aparté relatif à notre anatomie permet de comprendre d'où peut venir le sang qui s'écoule de votre nez. Bien sûr, il faut un phénomène déclencheur. Pour les uns, ce sera la chaleur qui a ceci de particulier qu'elle provoque la dilatation des capillaires. Pour les autres, on invoquera l'hypertension dans ces petits vaisseaux. Mais un bon coup dans le nez (je ne parle pas de gnôle mais de torgnole) ou une petite lésion de grattage pourront aussi faire l'affaire. Je précise que les saignements de nez vont parfois de pair avec certaines maladies infectieuses. C'est le cas de la grippe, de la scarlatine, voire du plus tenace des rhumes dont vous vous seriez entêté à imaginer qu'il pouvait se soigner en se mouchant encore et encore, au point d'irriter votre cloison nasale. Je rappelle qu'un rhume ne se soigne pas, que ça demande une semaine de patience et que plus on tire sur le nez, plus on l'irrite !

Vous saignez du nez ? Première urgence : stopper l'hémorragie. Comment ? En appliquant la plus simple des méthodes :

1. Pincez-vous le nez avec deux doigts. L'idée, c'est de trouver le vaisseau qui saigne. Tant que ça coule, c'est que vous n'êtes pas dessus.

2. Ne penchez la tête ni en avant ni en arrière (ça ne sert à rien puisque l'idée est d'appuyer sur le capillaire responsable et donc... d'arrêter le saignement !).

3. Attendez 10 minutes, pas une de moins : c'est le temps nécessaire à la coagulation.

4. Laissez les choses en l'état. Ne grattez, pas, le caillot tombera tout seul.

La méthode fonctionne systématiquement à condition d'être sur le vaisseau... La tache vasculaire ayant été comprimée, les saignements s'arrêtent. Plus rien ne s'écoule, ni vers l'intérieur ni vers l'extérieur. Tout cela doit se faire dans le calme. L'affolement ne produit que faux gestes, stress et accélération du rythme cardiaque, bref, tous les paramètres susceptibles de majorer votre tension artérielle et donc vos saignements ! Notez que si vous avez affaire à un vaisseau rebelle qui occasionne des saignements fréquents, il est toujours possible de le cautériser. En gros, on vous le brûle, soit électriquement, soit avec un liquide. Ça ne fait pas (trop) mal, ça sent juste un peu le cochon grillé...

Et l'enfant dans tout ça ? L'enfant qui saigne du nez et vous prend à témoin ? La méthode antihémorragique détaillée ci-dessus vaut également pour lui. Cependant, avant toute chose, demandez-lui de se moucher les deux narines. S'il s'avère que le saignement est dû à l'introduction d'un petit corps étranger dans le nez, vous n'allez pas tarder à savoir de quoi il s'agit car il sortira spontanément. On a vu réapparaître ainsi des cacahuètes ou des petits pois plus souvent que vous ne l'imaginez. Si le mouchage ne suffit pas à débusquer le corps étranger, ne vous lancez en aucun cas dans une manipulation qui ne ferait que compliquer les choses. Car l'objet, s'il s'enfonce vers l'arrière, peut étouffer l'enfant. Débarquez plutôt chez votre ORL préféré ou aux urgences où l'on dispose du matériel adapté à ce genre d'entreprise.

Rien à faire... Vous ne vous retrouvez pas dans les situations décrites ci-dessus. Les questions s'accumulent, les saignements aussi. Plus inquiétants que douloureux, mais quand même... Vous allez devoir raconter tout ça à votre ORL qui, vous n'y couperez pas, vous prendra la tension artérielle, s'informera de vos traitements en cours, s'intéressera à votre fréquence cardiaque, vous bombardera de questions sur l'abondance de l'épistaxis, son influence sur votre respiration, l'apparition éventuelle de sueurs... Routine que tout cela ! L'idéal serait que vous saigniez en pleine consultation : l'ORL introduira alors une mèche spéciale dans votre narine, ce qui comprimera efficacement votre tache vasculaire. Peut-être ira-t-il jusqu'à vous prescrire un bilan de la coagulation ou à vous cautériser. Mais, au terme de ces recherches, il se pourrait aussi qu'il conclue à un saignement de nez

« essentiel », autrement dit inexpliqué à tout jamais. On ne peut pas toujours tout savoir...

> Vous avez saigné comme jamais. Vous avez l'impression d'avoir perdu un litre d'hémoglobine, d'avoir laissé des traces dignes de la pire des scènes de crime. Et tout ça à cause de deux pauvres narines non étanches. Vous vous faites un mauvais film car, dans le pire des cas, la quantité de sang que vous avez perdue ne suffirait pas à remplir un petit verre à liqueur...

J'ai une boule dans la gorge

Tout a commencé par une petite gêne au fond de la gorge. C'était il y a deux ou trois jours. Au début, j'ai senti que la déglutition n'était pas aussi fluide qu'à l'accoutumée. Puis, la douleur s'est installée. Elle n'a fait qu'empirer, à mesure que semblait enfler cette boule qui obstrue le fond de ma bouche et m'est devenue insupportable, tant physiquement que psychologiquement. Je ne pense qu'à elle. Elle m'épuise. À cause d'elle, je ne peux plus rien avaler. Tout me dégoûte. Tout, y compris le tabac. J'angoisse. Et plus j'angoisse, plus j'y pense, et plus j'y pense, plus j'angoisse. Je ne contrôle plus rien, sinon ce qu'il me reste de clairvoyance pour admettre la vérité que tout le monde me cache : je vais mourir d'étouffement à cause d'une tumeur de la gorge.

On ne va pas se mentir, les tumeurs de la gorge, ça existe. Cela peut concerner les amygdales, la base de la langue, les cordes vocales, la thyroïde, le larynx, la partie supérieure du pharynx (qui se trouve au fond de la gorge) ou encore la partie supérieure de l'œsophage, cette sorte de sas par lequel passent les aliments en provenance de la bouche et sur la route de l'estomac. La tumeur, qui n'a donc que l'embarras du choix, peut indifféremment viser chacun de ces organes même si elle semble préférer éclore chez l'homme adulte qui, effectivement, éprouvera des difficultés à déglutir. Mais cela suffit-il à diagnostiquer une tumeur ? Non. Aux difficultés de déglutition, il faudrait que s'ajoutent d'autres signes : des troubles de la voix (dysphonie), des difficultés à respirer (dyspnée), des douleurs dans les oreilles ainsi que dans l'œsophage au passage des aliments. Et le patient n'est pas à l'abri non plus d'un trismus, c'est-à-dire d'une contraction des muscles de la mastication si la tumeur siège du côté des amygdales. Joli programme, que pourraient compléter des crachats sanglants ou des ganglions palpables dans le cou, justifiant un bilan ORL complet, voire une endoscopie au terme desquels le diagnostic de la tumeur pourrait être établi, nécessitant un traitement chirurgical.

« Endon », en grec, signifie « intérieur ». L'endoscopie est donc une méthode qui permet de visualiser l'intérieur d'une cavité inaccessible à l'œil. Médicalement, le terme se décline en fonction de l'organe inspecté. Concernant l'œsophage, on parle de fibroscopie gastrique car généralement on descend jusqu'à l'estomac cependant qu'une laryngoscopie permettra, elle, de visualiser le larynx et les cordes vocales. Les bronches ? Bronchoscopie. Le côlon ? Coloscopie. La vessie ? Cystoscopie. L'abdomen ? Cœlioscopie. Une endoscopie se fait sous anesthésie locale ou générale via un tube optique muni d'un système d'éclairage, voire d'une caméra vidéo dont les images sont retransmises sur un écran.

Ce que vous venez de lire vous comble d'aise : vous commencez à vous dire que vous n'êtes pas forcément concerné. Bref, ça va mieux, vous avalez votre salive. Ouille ! Je sais, vous avez mal. La tumeur ne vous obsède plus mais cela n'altère en rien l'intensité de la douleur que vous ressentez à la moindre tentative de déglutition. Mais prenez conscience d'une chose : ce n'est pas parce que ça fait très mal que c'est très grave. De quoi nous motiver au moment d'évoquer d'autres pistes menant à d'autres diagnostics.

Fouillons un peu votre gorge. Est-elle rouge ? Vos amygdales ont-elles pris du volume ? Si oui, le diagnostic d'une angine nous tend les bras. Qu'elle soit d'origine virale ou bactérienne, l'angine, en cas de surinfection, affiche un tableau clinique relativement chargé : fièvre, frissons, fatigue intense, douleurs musculaires semblables à celles que l'on ressent lors d'une grippe, problèmes de déglutition, langue chargée comme un baudet et blanchâtre comme un matin brumeux, sans oublier l'apparition de ganglions sous la mâchoire et dans le cou. Touchez-les, palpez-les, normalement, c'est douloureux. Si, au cours de la consultation médicale, le diagnostic est confirmé, il reviendra à votre médecin traitant d'en déterminer l'origine. Les antibiotiques n'étant, comme chacun sait, pas automatiques, on les réservera aux surinfections bactériennes. En revanche, si votre angine est liée à un virus, vous vous en retournerez avec de quoi traiter les symptômes par des antalgiques, voire un médicament anti-inflammatoire. Mais dans tous les cas, vous n'aurez enduré que les affres d'une maladie banale que la médecine a de quoi mater.

Angine, pharyngite... On a souvent du mal à différencier ces deux maladies qui adorent l'hiver. Confronté à elles, on peine à les identifier et on croit pouvoir régler le problème en avalant du paracétamol, ce remède supposé à tous les maux de la terre. Une sorte de réflexe venu d'on ne sait où... Mais il y a mieux à faire...

1. La pharyngite.

Vous avez une pharyngite si vous avez mal à la gorge lorsque vous avalez votre salive. Vous pouvez agir en faisant des gargarismes d'antalgiques ou en suçant des pastilles pour la gorge, l'idéal étant qu'elles soient sans sucre. J'insiste : si la déglutition est douloureuse, c'est une pharyngite, à condition que vous n'ayez pas mal lorsque vous mangez !

2. L'angine.

Point commun avec la pharyngite : vous avez mal quand vous avalez votre salive. Bonus : vous avez encore plus mal quand vous mangez. Parce que vos amygdales sont atteintes. Virus ou bactérie ? Pour le savoir, allô docteur !

Revenons à vos douleurs jugulaires. Ce n'est pas parce que vous avez mal à la gorge qu'il faut vous abstenir de regarder ailleurs. À proximité de la gorge, se trouve la bouche dont rien ne dit qu'elle n'est pas infectée. Les dents ? Vous y avez pensé ? Qu'elles soient atteintes peut générer une douleur. Mais les dents sont joueuses : il n'est pas rare que les douleurs « dentaires » soient projetées à un autre endroit que leur localisation initiale. Autre hypothèse : un aphte. Il pourrait à lui seul, à condition d'être placé au fond de la gorge, expliquer vos douleurs à la déglutition. Dans ce cas, vous en avez pour une semaine tout au plus.

Les occasions d'établir un diagnostic qui vous satisfasse ne sont pas si nombreuses qu'il nous faille ignorer deux autres hypothèses : l'œdème de Quincke et le reflux gastro-œsophagien.

Commençons par le moins affriolant des deux : l'œdème de Quincke.

Il se traduit par un gonflement des muqueuses de la bouche et de la gorge, d'où cette sensation de boule gênante et votre impossibilité de déglutir en paix. En général, votre entourage s'alarme de voir que votre lèvre inférieure a doublé de volume. C'est l'affaire de quelques minutes ou de quelques heures. Mais c'est une affaire sérieuse qui doit vous inciter à foncer aux urgences. Lorsque les lèvres, la langue, les paupières, voire le pharynx et le larynx se mettent à gonfler, ils peuvent prendre suffisamment de place pour parvenir à bloquer les voies respiratoires.

> On peut prévenir l'œdème de Quincke : il faut juste être capable d'identifier l'allergène qui le déclenche. Ce peut être un aliment (fruits de mer, fraises...), une piqûre d'insecte, un produit de beauté ou un médicament. Antibiotiques, pénicilline, aspirine, anti-inflammatoires... Les suspects sont légion. Mais si vous en repérez un avec certitude, vous serez comme le chat échaudé : à l'avenir, vous éviterez l'eau froide...

Moins inquiétant apparaît le reflux gastro-œsophagien. Il correspond à un retour anormal d'acidité de l'estomac vers l'œsophage. Il peut expliquer que votre gorge soit douloureuse, que votre bouche soit sèche ou que vous éprouviez une sensation de brûlure. Il a ceci d'avantageux qu'il vous conduira sans doute à vous pencher sur votre mode de vie pour le modifier. Alcool, tabac, surcharge pondérale, obésité sont des facteurs de risque, au même titre que l'alimentation. Surveillez ce que vous mettez dans votre assiette ! Un trop-plein de matières grasses ralentit la digestion. Et quand la digestion est plus lente, on s'expose à des reflux... Donc le gras, c'est bon, notamment pour le cerveau qui en consomme pour bien fonctionner, mais celui des poissons sera quand même toujours meilleur que celui des frites...

Si vous identifiez un aliment qui met systématiquement la pagaille dans votre estomac, mettez-le sur la liste rouge ! Je sais que nous ne sommes pas des clones, que chaque personne est différente, que ce qui vous irrite ne m'irritera pas forcément, et inversement. Néanmoins, l'expérience montre que certains aliments sont plus suspects que d'autres : la menthe, les tomates, les agrumes (citron, orange, pamplemousse), certaines épices fortes, comme le poivre. De même, si vous consommez de l'alcool, testez l'abstinence, ne serait-ce que le temps de vérifier l'effet qu'il produit sur votre organisme. Même chose avec les boissons gazeuses. Sodas, eau pétillante... Les bulles, c'est sympa. Ça donne l'impression d'avoir quelque chose dans la bouche, ça accentue l'effet de satiété mais, dans les bulles, on a tendance à l'oublier, il y a du gaz. Et à un moment donné, il faut bien s'en débarrasser... Donc, oui, on évite les bulles quand on veut éviter le reflux et les rototos, pour ne parler que de ça...

On le voit, l'inconfort généré par cette « boule dans la gorge » qui vous a fait craindre un temps une tumeur peut avoir plusieurs causes. Et bien que votre médecin soit un génie capable de trouver la bonne, ne faites pas l'économie d'une petite introspection. Préparez-lui le terrain ! Notez les circonstances de survenue de vos douleurs, leur ancienneté, leur mode d'évolution. Que la gêne se manifeste brutalement ou qu'elle soit chronique peut orienter la recherche. Un problème ancien qui semble évoluer discrètement et occasionnellement débouchera sur une prise en charge différente de celle d'un problème initial bien qu'aigu. Fièvre, fatigue ou perte de poids peuvent aussi aiguiller le praticien qui ne manquera pas d'éplucher votre vie. Fumez-vous ? Depuis quand ? Buvez-vous ? Dans quelles proportions ? Quels sont vos antécédents médicaux, voire chirurgicaux ? Et ceux de votre famille ? Avez-vous des troubles du goût ? Le nez qui coule ? La voix qui change ?

Et vous ne devez pas exclure que le stress et l'anxiété qui sont votre marque de fabrique soient à l'origine de vos soucis. On les retrouve systématiquement ou presque dans tous les mauvais coups : il n'y a donc pas de raison qu'ils ne soient pas suspectés de tremper dans cette affaire de « boule dans la gorge ». Êtes-vous à la veille d'un examen, d'un rendez-vous capital ou – bien pis ! – sur le point de vous marier ? Nous avons tous eu, à un moment ou à un autre de notre vie, la gorge nouée. C'est le syndrome du globe hystérique. Vous avez l'impression qu'un champion de pétanque a égaré son jouet dans votre gorge mais vous aurez beau fouiller, vous ne trouverez pas de masse sphérique à l'intérieur ! Explication physiologique ? Aucune.

Ni douleur ni perte de poids. Tout au plus constatez-vous que la boule est d'autant plus présente que vous avez le moral en berne. D'où la question : seriez-vous déprimé ? Dans ce cas, vous avez besoin d'empathie, de parler, de partager, d'être écouté et compris. Car il arrive – ô miracle de l'homonymie ! – que les maux disparaissent avec les mots...

Miel-citron, c'est la solution ! Qui n'a entrevu la possibilité de se débarrasser de son mal de gorge en mettant une noix de miel dans un jus de citron ? Bonne idée : le citron regorge de vitamine C et le miel aide à la cicatrisation. Sauf que le miel, c'est sucré. Et le sucre, ça favorise l'acidité gastrique, donc le reflux dont on a vu précédemment qu'il pouvait être la cause de tous vos soucis. Rien n'est simple...

J'ai complètement perdu ma voix

Je ne me reconnais pas quand je parle. Depuis ce matin, ma voix est différente. Elle est rauque et je n'aime pas ça. À croire que j'ai hurlé toute la nuit alors que, la veille, je me suis couché avec les poules. Si ce n'était que ça... Parce qu'en plus, je tousse. Une toux sèche qui, quand elle se calme, me laisse avec des picotements dans la gorge. Je le sens, je m'apprête à payer pour toutes ces clopes, tous ces verres d'alcool, toutes ces fêtes, toutes ces tentations auxquelles j'ai cédé depuis tant d'années. J'ai un sale pressentiment, la conviction que mes cordes vocales s'apprêtent à me présenter la facture. Je ne sais que dire. D'ailleurs, pourquoi parlerais-je puisque je ne suis plus audible ? Aujourd'hui aphone, ou presque, demain muet, à n'en point douter.

Des cordes vocales qui trahissent un fumeur, ce ne serait pas une première. C'est même un peu la routine... On sait depuis belle lurette que le cancer du larynx est souvent lié au tabagisme. Il s'accompagne alors de ce qu'on appelle la dysphonie : vous perdez votre voix. Si vous estimez être sur cette pente, consultez immédiatement un ORL. Vous aurez sans doute droit à une fibroscopie. Et vous serez fixé. Mieux vaut l'être, même quand les nouvelles ne sont pas bonnes. Un cancer du larynx, lorsqu'il est pris suffisamment tôt, avant que les ganglions ne soient atteints à leur tour, guérit grâce à la chirurgie.

Mais rassurez-vous ! Il n'est pas certain que vous soyez obligé de passer par la case bistouri. Car à l'examen, plutôt qu'un cancer, l'ORL peut diagnostiquer une ribambelle de tumeurs bénignes. Au choix : nodule, granulome, kyste, polype... Tous sont responsables du même symptôme : la dysphonie. Comment en sont-ils arrivés là ? À la suite d'une irritation de vos cordes vocales ! Au fait, quel est votre métier ? Enseignant ? Comédien ? Homme politique ? Vendeur sur les marchés ? Chanteur de rock ? Seriez-vous Mick Jagger ? Vous criez ? Vous passez votre temps à parler ? Ce faisant, vous fatiguez, vous malmenez votre voix. Et la voilà qui s'en plaint en faisant la grève. Cela dit, il est possible que vos exploits sonores ne soient pas en cause et que vos cordes vocales aient été irritées à la suite d'un reflux gastro-œsophagien ou d'une intubation. Avez-vous subi une intervention chirurgicale récemment ?

Nodule, granulome, kyste, polype... Qui est qui ? Qui fait quoi ? Passage en revue des tumeurs bénignes...

1. Un nodule est une petite excroissance localisée sur la partie antérieure d'une corde vocale. En sa présence, la voix se fait plus rauque et plus grave. Elle se fatigue plus rapidement, aussi. Petit nodule ? Petits moyens : la rééducation orthophonique suffit. Gros nodule ? Gros moyens : on fait appel à la chirurgie pour le retirer. Nom médical de la manip : une exérèse.

2. Le granulome se distingue du nodule (entre autres choses) par sa localisation ; on le dénichera sur la partie arrière de la corde vocale. Avec lui, la dysphonie est modérée. Il a l'élégance de vous laisser un filet de voix.

3. Le kyste est un œdème localisé sur les cordes vocales. C'est le privilège des fumeurs et surtout des fumeuses : leur voix cassée, c'est à cause de lui.

4. Le polype est une sorte de petit bourgeon qui empêche les deux cordes vocales de se rapprocher. Responsable d'une irritation ponctuelle ou chronique, il ne saurait résister à une exérèse.

Si tumeur bénigne il y a, comptez sur votre ORL pour la localiser et l'identifier. Mais s'il ne trouve rien, minimisez vos angoisses : vous allez devoir vous contenter d'une laryngite aiguë, ce qui n'est déjà pas si mal... Dans « laryngite », il ne vous a pas échappé qu'il y avait « larynx... ». Le larynx, qui abrite vos cordes vocales, est l'organe phonatoire. Il vous permet de produire des sons. Vous avez une laryngite si vous vous apercevez que votre voix change, voire qu'elle s'éteint. Mais vous ne ressentez aucune douleur... Tout au plus une sorte de gêne laryngée assortie d'un peu de cette toux si particulière qui fait penser à un chien qui aboie. Que faire ? Rien. Une laryngite, c'est comme une entorse à la cheville : ça ne demande que du repos. Donc vous évitez de parler et vous vous remémorez ce passage des *Tontons flingueurs* où Francis Blanche sort cette réplique culte imaginée par Michel Audiard : « C'est curieux [...], ce besoin de faire des phrases. »

Parfois, vous traînez vos symptômes pendant plus de trois semaines : la laryngite devient chronique. L'inflammation des cordes vocales s'est traduite par l'augmentation de leur épaisseur. Conseil : mettez-la en sourdine et jetez vos cigarettes. Et pourquoi pas aussi votre cendrier, l'idéal étant que vous n'en ayez plus besoin quand ça ira mieux...

Je vous sens dubitatif. Entre le cancer honni et les tumeurs, d'une part, et la laryngite, fût-elle chronique, de l'autre, vous ne rechigneriez pas à un de ces diagnostics surprises qui font le charme de la médecine. Aussi ne saurais-je trop vous suggérer d'accorder quelque crédit à l'hypothèse d'une paralysie du larynx. Eh oui, ça existe ! Cette paralysie surgit à la suite d'un traumatisme interne (opération chirurgicale) ou externe (virus). Elle peut être unilatérale ou bilatérale, selon qu'elle touche une ou les deux cordes vocales. Elle vous mènera à coup sûr chez l'orthophoniste qui saura vous rééduquer, voire chez le chirurgien s'il faut opérer.

Tout aussi étonnant est le « coup de fouet laryngé ». Avec lui, vous perdez votre voix subitement. En cause, l'hématome dû au claquage d'un petit vaisseau situé à la surface d'une corde vocale : il n'a pas supporté le volume sonore de votre dernière dispute conjugale ou que vous hurliez votre amour des Bleus, des Verts ou des Jaunes. Imaginez la scène : « On a ga-gné, on a ga-gné, on a ga... » Et soudain, plus rien. Le silence. À force de solliciter sa voix pour crier qu'on a gagné, il arrive qu'on la perde.

Et le meilleur moyen de la garder, c'est encore de ne pas l'exposer inutilement. N'oubliez pas que le tabac, l'alcool et le surmenage en sont les meilleurs ennemis. Et si votre métier vous oblige à parler haut, fort, souvent et en public, pourquoi ne consulteriez-vous pas un orthophoniste ? En lui exposant vos contraintes professionnelles, vous lui donnerez l'occasion de vous apprendre à bien utiliser votre voix. Parce que oui, cela s'apprend. Il vous dévoilera des astuces pour être entendu sans forcément élever la voix, vous alertera sur la capacité des sons aigus à agacer et sur celle des sons graves à rassurer. Vous apprendrez à poser votre voix. Vous vous amuserez de constater la puissance communicative d'un chuchotement. Il vous convaincra qu'un silence est un bruit qui ne s'entend pas mais donne de l'espace à la pensée et œuvre utilement à capter l'attention d'autrui. Il vous informera des ressources insoupçonnées du langage corporel. La communication n'est pas qu'une affaire de volume sonore : c'est aussi une affaire de débit, d'articulation, de modulation, de timing, bref, l'affaire d'une flopée de paramètres où tout ce qui est non verbal influe sur le sens du message et la perception qu'en a son destinataire. Le corps, le regard, le sourire ont, eux aussi, des choses à dire. Si ces observations vous parlent, vous pouvez en finir avec la menace de la dysphonie.

À chacun ses ennemis. Ceux des cordes vocales sont parfois insoupçonnés. Sachez que si vous vous gavez de pastilles mentholées au prétexte qu'elles seraient bonnes pour la gorge (après tout, si la pub le dit, c'est que c'est vrai, non ?), vous faites fausse route ; le menthol a tendance à « geler » les cordes vocales. Autre erreur : mettre le chauffage à fond de peur de s'enrhumer. Les cordes vocales abhorrent les atmosphères surchauffées. Elles préfèrent l'humidité.

Bon, en attendant, aucun son ne sort de votre bouche ! Et vous vous demandez à quelle sauce l'ORL va vous manger. Comme pour les symptômes abordés dans les précédents chapitres, il s'intéressera au contexte. Empeste-t-il le tabac ? Est-il imbibé d'alcool ? Êtes-vous déjà passé sur le billard ? Je sais : les pathologies défilent, les questions demeurent. Ce sont souvent les mêmes. Il existe un tronc commun des suspects, de même qu'il existe un tronc commun des bonnes habitudes pour ne pas mettre en danger cet organe si précieux qu'est la voix.

La Mutuelle générale de l'Éducation nationale, dont les assurés sont dans leur écrasante majorité des enseignants ayant la voix pour outil de travail, n'en est que trop consciente. Contre les risques de dysphonie, elle propose une batterie de conseils d'où il ressort que l'hygiène de vie influe sur la voix et son bien-être. Outre l'alimentation (qui doit protéger contre tout risque de reflux), il importe de surveiller la qualité de son sommeil car un corps fatigué produit une voix serrée qui, fortement sollicitée, finit par s'étioler, ce qui incite à forcer, ce qui conduit à la dysphonie. Effet domino garanti.

L'organisme a de l'imagination. Il est capable de tromper le plus fin des limiers. C'est ainsi que le fait de porter des charges lourdes peut se solder par un polype sur une corde vocale ! Quel rapport, me direz-vous, entre un effort qui exige de gros biceps et la localisation du polype ?

Tout est affaire de technique. On a souvent ce mauvais réflexe d'accomplir un effort à glotte fermée, c'est-à-dire en bloquant l'arrivée d'air, alors qu'il convient, primo, d'inspirer, et, secundo, au moment de l'effort, d'expirer. Déménageur, c'est comme orthophoniste ou enseignant : c'est un métier !

Ma langue est blanche

J'ai mal à la langue. C'est sur le bord latéral que ça se passe. J'ai bien tenté de me tordre le cou devant le miroir de la salle de bains pour l'inspecter : je n'ai vu qu'une petite plaque blanchâtre à l'endroit de la zone sensible. C'est étrange. Et inquiétant car je ne peux m'empêcher de penser que, fumeur et n'ayant jamais manqué une occasion de trinquer, l'anomalie pourrait être annonciatrice d'un cancer de la langue. J'ai 40 ans, je suis un homme. J'ai lu partout que j'étais cœur de cible. Je suis mal parti et je commence à regretter mon passé de fêtard. Langue blanche ? Peur bleue !

Le cancer de la langue est un cancer relativement fréquent. Et il a effectivement une prédilection pour ceux qui vident leurs verres d'alcool à mesure qu'ils remplissent leurs poumons de toutes les saletés que contient la cigarette. Signe évocateur de la maladie, l'ulcération simple d'un bord de la langue. On est en plein dans le mille... Parfois même, ça saignote. L'ulcération ne guérit pas. Sous son emprise, la langue semble se rigidifier. Peut alors se constituer une sorte de plaque blanchâtre et irrégulière qui durcit. La mastication devient un combat, prendre la parole est malaisé et, pour parfaire le tableau, apparaissent des ganglions dans le cou. Vous les avez palpés ? Demandez à votre ORL d'en faire autant : il comprendra rapidement de quoi il retourne.

En dépit du tableau apocalyptique qui précède, tentons d'être raisonnable. Car avant de crier au cancer, mieux vaut tourner sept fois sa langue de malade dans sa bouche d'anxieux. Ou la mettre dans sa poche, plaque blanchâtre comprise. Au fait, cette plaque, si c'était tout bêtement un aphte ? Ces petites ulcérations superficielles qui siègent dans la bouche se repèrent à leur aspect laiteux. Elles mesurent quelques millimètres de diamètre, les bords en sont parfaitement nets, parfois encerclés d'un halo rouge. Leur terrain de jeu : la muqueuse buccale, joues, gencives et langue comprises. Les aphtes ne constituent pas une menace pour la santé. Ni infectieux ni contagieux. Simplement douloureux. Et avec de la suite dans les idées car vous avez beau vous en débarrasser au bout de quelques jours, ils réapparaissent à la première occasion.

Nul ne peut se vanter de savoir avec certitude d'où viennent les aphtes. Mais, au fil du temps, nombreux sont ceux qui ont identifié quelques éléments déclencheurs. Les plus fréquents sont la fatigue physique, le stress et l'alimentation. La littérature scientifique fourmille de témoignages qui tendent à prouver que certains aliments sont à surveiller. C'est ainsi que la banane, l'ananas, le kiwi, les fraises, le poivron, le gruyère, le chocolat, le saucisson, les fruits secs comme les noix et même certaines épices auraient de bonnes têtes de suspects... En outre, les régimes carencés en fer, en acide folique ou en vitamine B12 (celle que l'on trouve dans le lait, le poisson, la viande ou les œufs) tremperaient aussi dans le complot.

Mais il y a deux problèmes... Primo, nous sommes tous différents. Ce n'est pas parce que j'ai une sensibilité particulière à un aliment qu'il en sera de même pour vous. Secundo, cette liste d'aliments supposément « pro-aphtes » ne contient que de bonnes choses dont il serait dommage de se priver ! La solution ? Identifier, s'il existe, l'aliment qui pose problème. En général, il n'y en a pas 36... Vous veillerez ensuite à ne plus en consommer ou alors à le faire avec la plus grande des modérations.

Les aphtes, ça fait mal ! Contre la douleur, sachez qu'il existe des gels anesthésiants que l'on trouve en pharmacie. Vous pouvez même tenter le coup du glaçon : vous le mettez à l'endroit où se trouve l'aphte et vous attendez. Le froid a la particularité de calmer la douleur... Par ailleurs, en cas d'aphtes, mieux vaut utiliser une brosse à dents à poils souples. Le poil dur et l'aphte, en cas de geste maladroit, ça pique... Enfin, évitez tout ce qui est susceptible d'irriter un peu plus les muqueuses : pain grillé, biscottes...

Certains patients ont même remarqué que les aphtes peuvent survenir quand on arrête de fumer... Essayez ! Ce sera un mal pour un bien. Je préfère vous voir avec des taches blanchâtres dans la bouche plutôt que la clope au bec !

On estime qu'une personne sur cinq est concernée par les aphtes. Mais vous considérez que vous faites partie des quatre cinquièmes de la population qui ont toujours été épargnés. Dès lors, la cause de votre langue blanchâtre est peut-être à rechercher du côté du *Candida albicans*. Cette appellation désigne un champignon qui montre une attirance particulière pour les enfants ou les adultes dont le système immunitaire n'est pas au top de ses performances. Souvent, il se manifeste après un traitement par antibiotiques. Car ce champignon microscopique est une sorte d'opportuniste. En temps normal, il habite notre intestin et personne ne s'en plaint. Mais quand il comprend que des antibiotiques ont lessivé la flore intestinale (son ennemie, puisqu'elle est chargée d'éviter la prolifération des champignons), il se la pète et sort de sa tanière pour aller batifoler où ça lui chante. Si c'est la bouche, s'ensuivent des dépôts blancs, plus ou moins filamenteux qui provoquent une sensation de brûlure. Parfois, ces symptômes s'accompagnent d'une difficulté à avaler et à s'alimenter. Pas de panique : la candidose, maladie associée à ce champignon (c'est le plus répandu mais il en existe quelque 200 du même genre), ne résiste généralement pas à un traitement antimycosique.

La bouche n'a pas l'exclusivité de la candidose. La maladie peut aussi toucher l'œsophage et la muqueuse vaginale. Elle existe aussi en version cutanée. Dans ce cas, le champignon affectionne les zones de macération que sont l'aine, les aisselles, les espaces entre les fesses (sexy) ou entre les doigts (des mains, rarement des pieds) sans oublier certaines zones corporelles brûlées ou écorchées.

Soudain, vous vous apercevrez que non seulement votre langue est blanchâtre mais qu'en plus vous avez la bouche pâteuse. Fallait le dire avant ! On aurait immédiatement coché la case « langue saburrale » qui témoigne d'une accumulation de bactéries généralement dues à de petites infections ou un banal trouble digestif. Les responsables sont à chercher du côté du tabac et de l'alcool (comme on se retrouve !) mais aussi de la déshydratation et d'une hygiène buccale laissant à désirer.

Or l'hygiène bucco-dentaire demande de la rigueur. Ce principe est universel car on imagine mal tout ce qu'une dent récalcitrante peut provoquer comme dégâts. Aussi, je m'autorise à insister sur quelques fondamentaux :

1. Un brossage ne s'expédie pas en 30 secondes. Consacrez-y au moins 2 minutes après chaque repas.

2. Le brossage doit s'effectuer « du rouge vers le blanc », de la gencive vers la dent. Ne faites que des allers simples pour éviter que votre gencive se rétracte et que vos dents, *in fine*, se déchaussent.

3. Optez si possible pour la brosse à dents électrique, elle sera toujours plus efficace que votre petite main.

4. Chaque soir, utilisez du fil ou des brossettes interdentaires pour débusquer, là où aucune brosse classique n'ira jamais, les déchets les mieux planqués dans votre denture. La moisson va vous surprendre...

5. Ne vous contentez pas de brosser vos dents : brossez également votre langue pour la débarrasser des bactéries qui l'encombrent. Faites-le avec la brosse

ou, mieux, avec un grattoir adapté que vous trouverez à la pharmacie du coin.

6. Faites coucou à votre dentiste au moins une fois par an, même en l'absence de problème apparent. La visite de routine permet d'anticiper les problèmes. Il n'est pas interdit de la coupler avec la séance de détartrage qui, elle aussi, doit être annuelle ; elle permet de réduire, voire d'éliminer les foyers infectieux.

7. Changez de brosse à dents tous les trimestres.

> En France, chaque année, il se vend quelque 100 millions de brosses à dents... Impressionnant, non ? Et pourtant... Si l'on considère que nous sommes 65 millions et qu'il faut changer de brosse tous les trimestres, ce sont près de trois fois plus de brosses que devraient écouler les fabricants chaque année. Conclusion : les Français n'ont pas une hygiène bucco-dentaire irréprochable... Ils font à peine mieux que les Italiens, les Espagnols et les Grecs, et devraient prendre exemple sur les Suédois qui, eux, sont les plus vertueux.

Toujours vert de trouille pour cause de langue blanche ? Bien que ce symptôme soit souvent plus anodin qu'il n'y paraît, consultez ! Mais allez chez le médecin avec quelques biscuits. Sachez lui dire depuis quand sont apparues les taches et les douleurs. Si votre intuition vous incite à incriminer certains aliments, ne craignez pas d'être ridicule en l'en informant. Venez avec vos ordonnances récentes ou en cours et ne prenez jamais seul l'initiative de stopper un traitement qui vous semblerait concomitant au changement de couleur de votre langue. Laissez le médecin inspecter votre bouche et palper votre cou. S'il le juge nécessaire, il vous prescrira un examen bactériologique et mycologique, voire une fibroscopie gastrique ou encore un bilan sanguin, reléguant ainsi la crainte d'une tumeur au rayon des mauvais souvenirs.

Je crache du sang

Je crache. J'ai toujours craché. Mais depuis quelques jours, je crache et je regarde mes crachats. Je les inspecte. La première fois, j'ai fait l'incrédule. Ensuite, il a bien fallu me rendre à l'évidence : ces filets rouges, dans mes crachats, ce sont bien des traces de sang... Évidemment, tout cela survient dans un contexte particulier. Tu parles d'un hasard ! Depuis quelques semaines, dans ma boîte, la rumeur enfle : il est question de plan de licenciement. Je le sais, tout cela décuple mon stress. Comment ne pas se sentir dans le collimateur quand on approche la cinquantaine, comme moi ? Mon stress, je le mesure à l'aune de ma consommation de clopes. Elle augmente. Dire que je m'étais promis d'arrêter. C'était il y a quelques années, et depuis, je sursois. Mais là, ça ne rigole plus : ces crachats, ce sang, ce stress, ce tabac, sans compter les antécédents de maladies pulmonaires dans la famille, tout concorde, pas de doute... J'ai un cancer du poumon.

Que le cancer du poumon menace plus volontiers les fumeurs que les non-fumeurs est une évidence qui doit d'ailleurs vous inciter à couper définitivement le cordon qui vous relie à la Seita et toutes ses filiales. Et si l'inquiétude que vous inspirent ces crachats suspects peut vous inciter à prendre cette sage décision, ne vous privez pas de le faire ! Vous n'en tirerez que des bénéfices. *A minima*, vous limiterez la toux irritative qui entretient l'état pseudo-inflammatoire de votre gorge. Cela dit, la vérité des choses ne se trouve pas forcément dans vos crachats, fussent-ils teintés d'un petit peu de rouge suspect. D'abord parce que, en cas de cancer du poumon, l'émission de sang n'est pas systématique. Ensuite parce que cette pathologie se distingue par d'autres symptômes tels que la toux, la perte de poids et d'appétit ou encore la sensation d'une fatigue intense.

Mais alors, d'où vient ce sang dans vos crachats ? De partout ou presque ! En tout cas, potentiellement... Passons en revue quelques hypothèses... Ne vous êtes-vous pas mordu l'intérieur de la joue, récemment, en vous gondolant de rire avec vos amis ? Sur le coup, vous n'avez pas senti grand-chose, vous étiez trop occupé à rire. Il n'empêche : vous vous êtes bel et bien fait une plaie buccale. Vous avez un peu saigné et comme vous êtes un grand stressé, vous n'avez fait qu'aggraver les choses en vous mordillant inconsciemment l'intérieur de la lèvre. Il vient de là, le sang de vos crachats ! À moins que... Êtes-vous certain que votre nez ne soit pas en train de vous rouler dans la farine ? J'explique : il arrive fréquemment qu'un écoulement sanguin nasal s'évacue par la gorge au lieu du nez. Parfois même, la manip est volontaire : on renifle d'abord pour mieux cracher ensuite ! Le crachat, vous diront les experts de la chose, n'en est que plus beau et plus compact... Fort peu ragoûtant, n'est-ce pas ? Mais bon, si ça peut expliquer que vous trouviez du sang dans vos crachats et qu'une simple égratignure localisée dans les trous de nez soit la source d'un tourment disproportionné, franchement, on ne va pas se plaindre ! Ou alors... À quand remonte votre dernier rendez-vous chez le dentiste ? Qu'en est-il de l'état de vos gencives ? Les avez-vous fait vérifier ? Parfois, les saignements proviennent d'une hypersensibilité des gencives. Vous sentez-vous concerné ? Si oui, commencez par troquer votre brosse à dents à poils durs contre un modèle à poils plus souples. Les saignements pourraient bien disparaître. Et appelez votre dentiste ; il saura vous dire s'il existe un traitement adapté à votre hypersensibilité gingivale. Sinon...

Suivez-vous un traitement ? Prenez-vous un médicament anticoagulant ? Cela peut arriver quand on a un souci cardiaque ou vasculaire. La coagulation est un mécanisme complexe que peuvent affecter certains traitements dont on retrouve la signature dans des saignements réguliers et répétés de certains organes, bouche comprise. Quoi qu'il en soit, si traitement il y a et si vous le soupçonnez d'être à l'origine de vos crachats sanglants, ne prenez pas de vous-même l'initiative de l'arrêter. De même, pas d'automédication. Remettez-vous-en à votre médecin : il ne vous reprochera jamais de consulter. Après vous avoir interrogé sur les circonstances de vos crachats, leur ancienneté, leur abondance, leurs caractéristiques, il s'informera sans doute de vos antécédents cardiaques et pulmonaires. Il recherchera d'autres signes associés pouvant orienter le diagnostic : toux, vomissements, fièvre, douleur dans la poitrine, fatigue chronique, perte de poids, etc. S'il le juge nécessaire, il vous prescrira des examens complémentaires. L'éventail des possibilités est large : radiographies des poumons, scanner, IRM thoracique, fibroscopie bronchique ou gastrique. Il est aussi possible qu'il vous oriente vers un ORL pour un examen plus approfondi de la gorge, du nez et du larynx. Cette flopée d'examens complémentaires vous inquiète ? Réaction compréhensible, certes, mais pas forcément justifiée. Car non seulement de tels examens permettent d'orienter efficacement le médecin vers certains diagnostics, mais ils conduisent souvent à éliminer certaines hypothèses, parmi les moins réjouissantes. Bref, ce n'est pas parce qu'on crache du sang qu'il faut se faire du mauvais sang.

V'là autre chose : vous ne crachez pas du sang, vous en vomissez ! Dans ce cas, il faut s'intéresser à la couleur du sang : rouge ou noir ? Si les vomissements sanglants sont rouges, on parle d'hémoptysie. S'ils sont noirs, on parle d'hématémèse... Que cachent ces termes savants ? L'hémoptysie peut témoigner d'un problème respiratoire dont les causes sont multiples : cela va de la tuberculose à la pneumonie en passant par l'embolie pulmonaire ou le cancer bronchopulmonaire... L'hématémèse, que caractérisent des vomissements noirâtres, donc d'un sang digéré, est souvent révélatrice d'un problème dont l'origine se situe entre le haut de l'œsophage et le début de l'intestin grêle... Dans un cas comme dans l'autre, que les choses soient douloureuses ou pas, on ne se privera pas de consulter son médecin généraliste.

J'ai un ganglion dans le cou

Tout va bien. Tout va tellement bien que je peine à me reconnaître. J'ai échappé à un bataillon de virus, à un commando de bactéries et à une ribambelle de champignons. Et pour mieux leur faire la nique, je me suis mis au footing. Voilà un mois que je cours. De plus en plus vite. Avec une aisance qui force l'admiration... À échéance régulière, je contrôle ma fréquence cardiaque. D'ailleurs, là, ça fait dix minutes que j'allonge les foulées. Pause. C'est mon rituel : deux doigts sur le cou, le pouce d'un côté, l'index de l'autre et je compte. Je compte le nombre de battements pendant 15 secondes et je multiplie par 4, histoire de bien vérifier que je suis dans les clous et non pas dans le rouge. Top chrono. C'est parti : « 1, 2, 3... » Je sens mon cœur battre la chamade dans mes artères carotides. « 7, 8, 9, mais... Mais... » Enfer et damnation ! Sous l'angle de la mâchoire, je sens une petite boule qui roule sous ma peau. Elle n'est guère plus grosse qu'un petit pois mais je ne sens qu'elle. Bouffée de chaleur. Ma température corporelle grimpe en flèche. Je comprends instantanément : ce que je sens, là, sous la peau de mon cou, c'est un ganglion, à coup sûr la métastase sournoise d'un cancer qui se terre quelque part dans mon organisme. Ma vie est en train de basculer.

Qu'est-ce qu'un ganglion ? C'est une petite boule produite par notre système lymphatique, ce système immunitaire parfaitement pensé par Dame Nature et censé nous permettre de nous défendre contre l'attaque d'un virus, d'une bactérie ou de tout autre agent étranger indésirable. Quand le ganglion prend du volume, on parle d'adénopathie. Et pour vous, il ne fait aucun doute que celui que vous êtes en train de palper est infesté de cellules cancéreuses. C'est la signature d'un cancer de la sphère ORL, vous en êtes persuadé. Vous savez quoi ? Votre raisonnement se tient... Un cancer qui se propage, ce sont souvent des cellules malades qui envahissent des ganglions du cou.

Cependant, quelque chose me chiffonne : le ganglion dû à un cancer est en général « escorté » ; il ne surgit pas comme ça, du jour au lendemain, sans signes avant-coureurs, sans que l'aient précédé de petits symptômes locaux qui ne sauraient avoir échappé à vos immenses capacités de surveillance. Avez-vous remarqué une plaie qui aurait durci au niveau de votre bouche ? Non. Éprouvez-vous des difficultés particulières à mastiquer ? Non. Êtes-vous enroué ? Non. Par la bouche ou par le nez, vous arrive-t-il de vous débarrasser de sécrétions sanguinolentes ? Non. Quatre fois non, donc. Vous pouvez maintenant retrouver votre rythme cardiaque de croisière...

Je sais que ça ne va pas durer... D'ailleurs, vous pensez déjà à d'autres types de cancer. Une leucémie ? Un lymphome ? Prenons-les dans l'ordre. La leucémie est un cancer du sang. Qu'il s'agisse d'une forme aiguë ou d'une forme chronique, elle peut se traduire par des symptômes directement liés à l'atteinte des cellules qui y circulent : les globules rouges, les globules blancs et les plaquettes. Conséquence : la fatigue vous gagne, vous avez le souffle court, votre pâleur impressionne et tout ça ressemble à une anémie.

> Tout ce que nous avalons sert de carburant à notre organisme. Mais pour brûler ce carburant, il faut de l'oxygène. Et qui le transporte ? Le sang. Pour ce faire, il a besoin d'une protéine contenant du fer : l'hémoglobine. Quand elle est défectueuse, vous faites de l'anémie.

Si, aux symptômes qui précèdent s'en ajoutent d'autres du style fièvre, perte de poids, gencives qui enflent ou malaise général, consultez au plus vite. Il suffira d'une prise de sang pour confirmer ou infirmer le diagnostic de la leucémie.

On retrouve certains de ces symptômes pour le lymphome.

Ce cancer du système lymphatique dont on entend de plus en plus parler en raison de l'allongement de l'espérance de vie nous pénalise lui aussi d'une grande fatigue, d'un appétit d'oiseau, d'un amaigrissement notoire et d'une fièvre tenace. Mais il faut garder à l'esprit qu'il ne survient que rarement avant la soixantaine. C'est votre cas ? Parlons-en... Ce n'est pas votre cas ? Essayons d'explorer d'autres pistes car le ganglion, vous n'en finissez plus de le tripoter et vous exigez d'en avoir le cœur net !

Ce qui suit s'apparente à un passage en revue de toutes les maladies susceptibles d'expliquer la présence de ce satané ganglion. Elles ne sont pas fréquentes, pas forcément bénignes non plus...

Pour commencer, je vous proposerais bien l'épiglottite. Encore faudrait-il que vous y mettiez du vôtre ! L'épiglottite ne vous prendra pas au sérieux si vous n'avez pas une bonne fièvre, si vous respirez normalement, si vous déglutissez sans douleur et ne rencontrez aucune difficulté pour avaler. L'épiglotte est en effet située au sommet du larynx, c'est-à-dire au meilleur endroit possible pour obstruer les voies respiratoires en cas d'inflammation.

À propos de l'épiglottite, notez cette info qui rassurera l'adulte autant qu'elle inquiétera le parent que vous êtes peut-être : cette maladie touche essentiellement les enfants, aux alentours de leur troisième année. Mais ses symptômes se repèrent rapidement, à commencer par le plus spectaculaire d'entre eux : la dyspnée (difficulté à respirer). Pas d'alternative : direction les urgences !

Pour justifier ce petit ganglion, on pourrait aussi évoquer un phlegmon de l'amygdale. Démystifions d'entrée cette appellation bizarre en expliquant d'où vient cette vilaine maladie. Vous avez forcément entendu parler de l'amygdale... Pour rappel, mettez-vous devant un miroir, ouvrez grand la bouche, c'est tout droit, au fond de la cavité. Leur rôle, aux amygdales, c'est de défendre le nez et la bouche. Quand elles s'infectent, vous avez une angine. Si l'angine se complique, ça se transforme en abcès. C'est lui, vous le tenez, c'est le phlegmon de l'amygdale ! Mais dans ce cas, attention, côté mal de gorge, vous jouez en ligue des champions : la douleur est intense, elle irradie dans les oreilles, vous accomplissez un effort surhumain pour avaler et quand vous ouvrez la bouche, c'est quasiment un exploit... Autrement dit, à moins d'être Chuck Norris, ça fait un moment que vous seriez déjà allé consulter un ORL.

Avec le phlegmon comme avec tous les abcès, pas de quartier ! Il faut percer, vider, nettoyer. Ensuite, il faut passer par la triple case antibiotiques, anti-inflammatoires, antalgiques. À part cela, si vous voulez vraiment qu'on parle des choses qui fâchent, on peut envisager une amygdalectomie, c'est-à-dire une ablation de l'amygdale, afin d'éviter le risque de récidive.

Je vous sens échaudé par tout ce qui précède. Mais comme nous avons promis de tout nous dire, permettez que je remue le couteau dans la plaie de votre hypocondrie. Je le fais sans sadisme, au nom de notre pacte de confiance. Car je dois à la vérité de reconnaître que le ganglion qui vous obsède peut témoigner d'une mononucléose. Accusé : Epstein-Barr. Tel est le nom du virus responsable de l'infection, en général de jeunes adultes et d'adolescents, ses cibles préférées. Concrètement, vous êtes mort de fatigue et vous avez mal à la gorge. Le médecin doit cependant faire un prélèvement pour trancher : tant d'angines ressemblent à la mononucléose...

Tout n'est pas mauvais dans la mononucléose. Motif de réjouissance numéro 1 : contrairement au facteur du romancier américain James Mallahan Cain, elle ne sonne qu'une fois. Une fois que vous l'avez eue, vous êtes certain de ne plus jamais l'avoir. Vous pouvez la rayer à tout jamais de la liste de vos angoisses. Motif de réjouissance numéro 2 : elle témoigne de votre état amoureux. Cette maladie se transmettant par la salive, j'aime à croire que vous la contracteriez au cours d'un langoureux baiser. Vous commencez à comprendre pourquoi la mononucléose circule plus souvent dans les fêtes d'ados que dans les maisons de retraite.

Maintenant que l'on s'est bien fait flipper, fin de la récré. On va passer au terne, au mou, au sans saveur et quasi sans danger, à ces petites maladies indignes de votre hypocondrie ! Je vous fais cependant l'injure de m'attarder sur deux amuse-gueules dont, au nom de votre immense sagesse, vous aviez d'emblée écarté l'hypothèse : la rubéole et les oreillons. L'une comme les autres, à défaut de vous tuer, peuvent produire des ganglions. Mais elles épargnent celles et ceux qui sont vaccinés. Ce qui est votre cas, non ?

Est-il utile de rappeler que le vaccin ROR (R comme Rougeole, O comme Oreillons, R comme Rubéole) fait partie de l'obligation vaccinale ? Sa simplicité est déconcertante :

– une première injection à 12 mois,

– une seconde injection entre 16 et 18 mois, et l'affaire est réglée, l'enfant protégé, son entourage également, ce qui est heureux parce que, dans l'entourage, en général, il y a les parents, et dans les parents, en général, il y a la mère... Or qui dit maman dit grossesse potentielle et qui dit grossesse dit danger quand le virus de la rubéole est dans les parages... Car si la rubéole, pour les petits, n'est pas bien méchante, il faut s'en méfier quand on est enceinte depuis moins de 3 mois. Le fœtus est alors en danger de mort et, quand ce n'est pas le cas, le nouveau-né s'expose à de graves malformations congénitales : retard de croissance, cécité, surdité, paralysie des membres, malformation du cœur, troubles du développement cérébral... Ça fait quand même beaucoup pour démarrer dans la vie, non ? Je vous ai fait peur ? C'est exprès. Pour vous inciter à mettre votre carnet de vaccinations à jour. Parce que l'assurance maladie estime que 5 % des femmes enceintes ne sont pas immunisées ! Plus de 40 ans après la mise en place d'un vaccin – gratuit ! – qui a fait ses preuves, c'est à se taper la tête contre les murs...

Dans la série « C'est pas grave mais méfions-nous quand même », on ne saurait passer les oreillons sous silence. Parce que s'il faut reconnaître que, quand elle touche les enfants, la maladie se traduit par de la fièvre et des douleurs dont on peut venir à bout avec du paracétamol en une quinzaine de jours, la ritournelle n'est pas tout à fait la même pour les adolescents et les jeunes adultes. Eux s'exposent à des complications qu'il ne faut pas prendre à la légère... Car qui dit oreillons dit infection des parotides, nom savant qui désigne les glandes salivaires qui se trouvent juste à côté des oreilles. Problème : passé un certain âge, d'autres glandes peuvent être touchées et les oreillons déboucher sur d'autres maladies comme la pancréatite ou l'orchite... La pancréatite, comme son nom l'indique, est une inflammation du pancréas qui vous fait vous tordre de douleur. L'orchite, c'est tout simplement l'inflammation d'un testicule (oui, on dit « un » testicule, c'est masculin, quoi...) : il se met à grossir et je peux vous dire que quand c'est le cas, vous dites « Ouille... ». Comprenez : c'est extrêmement douloureux et ça peut se payer cash par une stérilité quand on est un homme et par un risque accru de fausse couche pour les femmes enceintes, dans les trois premiers mois de la grossesse...

La maladie des oreillons se transmet par la salive. Pour l'attraper, le baiser gourmand n'est pas spécialement requis : il suffit que la personne infectée vous éternue à la figure ou ait une quinte de toux alors que vous êtes à côté d'elle. Bref, on est là en présence d'un virus qui voyage en première classe, d'autant que les personnes malades ne sont pas toujours au courant de leur état, le virus faisant dans la discrétion : quand apparaissent les premiers symptômes, il est parfois installé dans votre organisme depuis 3 semaines.

Mais, objecterez-vous, les oreillons ne s'attrapent qu'une seule fois. Vrai. Et vous y avez eu droit dans votre enfance. Donc oublions. Et jetons tous nos espoirs d'aboutir à un diagnostic qui fasse honneur à vos attentes en évoquant la toxoplasmose. Le nom fait peur, la maladie un peu moins. Elle est bénigne. Le parasite qui la définit – *Toxoplasma gondii* – vous atteint via certains animaux domestiques en tête desquels se distinguent les chats : il n'est pas rare qu'en nettoyant leur litière on soit au contact de leurs excréments ; et pour peu qu'ensuite, par inadvertance, on porte ses doigts à la bouche... La toxoplasmose se transmet aussi par l'eau ou certaines viandes, à condition qu'elles soient contaminées. Conseil : cuisez bien vos pièces de porc et d'agneau...

Avez-vous déjà entendu parler des contaminations croisées ? Imaginez...

Vous êtes dans votre cuisine où vous utilisez une planche à découper. Vous y posez de la salade non encore lavée. Ou mal lavée. Cinq minutes plus tard, vous utilisez la même planche pour couper votre rôti. Et paf ! La contamination croisée, c'est de cette manière qu'elle peut arriver.

D'où mon conseil : dans la cuisine, il vous faut autant de planches (et de couteaux) que d'aliments. Celle pour les fruits, c'est celle pour les fruits. Celle pour les légumes, vous la réservez aux légumes. Et celle de la viande à la viande... Cela vous évitera une toxoplasmose idiote. De même que cela éloignera, autant profiter de l'aubaine, la gastro et le risque d'une intoxication alimentaire aux salmonelles.

Infections parasitaires, maladies bactériennes, comme l'angine à streptocoque, ou virales (hépatite, infection à cytomégalovirus) : la liste est longue de ces maladies susceptibles de vous lester de quelques ganglions affolants. Quiconque se pique d'en faire le diagnostic devra en passer par un examen médical et une prise de sang.

C'est le moment d'aider votre médecin en vous remémorant le contexte dans lequel ces ganglions sont apparus.

Avez-vous eu un rhume, récemment ? Une rhinopharyngite ? Une otite, un gros aphte, une infection des dents ou des gencives ? Le ganglion n'est jamais que le témoin d'une réaction de défense de votre corps face à l'existence d'un foyer infectieux ou inflammatoire qui se trouve à proximité. S'il est associé à d'autres symptômes, votre médecin a besoin de le savoir. Fièvre ? Fatigue intense ? Amaigrissement ? Perte d'appétit ? Plus l'information est riche, mieux le diagnostic se débusque. Ne restera plus qu'à vous laisser palper par le médecin auquel importent mille choses parmi lesquelles la localisation du ou des ganglions : il recherchera leur présence sous le menton, sous l'angle de la mâchoire, sur les côtés du cou, au-dessus de la clavicule, au niveau des aisselles et de l'aine... Il en évaluera la mobilité, la taille, la consistance, vous demandera s'ils sont douloureux. Et ne vous crispez pas si vous sentez sa main se rapprocher de votre abdomen : la palpation du foie et de la rate, dans le but d'en apprécier la taille, fait partie du programme.

On est toujours inquiet des conclusions d'un examen. Que va dire le docteur ? Ordonnera-t-il des examens complémentaires ? Peut-être. Dans cette hypothèse, ôtez-vous du cortex que c'est mauvais signe. Parce qu'on en a souvent croisé, des inquiets, qui consultaient avec la certitude qu'un cancer les minait et s'en retournaient, échographie sous le bras, apaisés par l'insoutenable vérité : le ganglion mortel n'était qu'un kyste rempli de liquide, voire une simple boule de graisse.

Je tousse vraiment beaucoup

Deux mois. Cela fait maintenant deux mois que je tousse. Des quintes à n'en plus finir que mon entourage interprète comme une signature sonore. Elles témoignent de ma présence alentour : « Ça tousse, ça veut dire qu'il est là ! » Je les entends médire. J'attends de la compassion, je reçois de l'ironie. Et encore : il ne s'agit là que de la partie audible de leur indifférence à l'égard de cette longue plainte qui monte de l'intérieur de mes poumons et qui m'agace quand elle ne m'épuise pas. Qu'en disent-ils, tous, quand j'ai le dos tourné ? Que je vais mourir ? Sans doute. Mais de quoi ? Je ne vois qu'une seule alternative : la tuberculose ou le cancer du poumon.

Le cancer étant l'angoisse numéro 1 des Français, j'eusse été surpris que vous ne l'évoquassiez pas d'entrée de jeu (cela dit à l'imparfait du subjonctif pour donner un petit côté distingué à un diagnostic dont on se passerait bien). Circonstance encourageante sur le chemin d'un diagnostic pulmonaire : vous fumez. On vous a tellement dit, à juste titre d'ailleurs, que le risque de développer un cancer du poumon commencerait à diminuer dès l'instant où vous vous libéreriez de cette addiction au tabac, que vous n'avez cessé de reporter la sage décision d'en finir avec les cigarettes. Si ça peut marcher demain, pourquoi le faire aujourd'hui ? Conséquence : le temps passe et vous fumez toujours. Et comme tous les fumeurs, vous vivez avec, ancré dans le coin le plus inaccessible possible de votre tête, l'idée que la mauvaise nouvelle vous pend au nez. Et vous toussez. Tant et plus. Et ça renforce vos craintes. Mais comment vous donner tort ? Je dois reconnaître que quand la maladie fait son casting, elle s'intéresse plus volontiers aux amateurs de tabac qu'aux autres.

Mais dites-moi, j'ai bien peur que nous n'ayons un problème...

Cette satanée toux est-elle votre seul symptôme ? Oui. Voilà qui me met dans l'embarras ; je vais devoir écarter le cancer du poumon dont le diagnostic ne saurait se satisfaire d'une simple toux, fût-elle rebelle et vieille de quelques semaines. En général, dans le cas d'un cancer, d'autres symptômes sont associés à la toux : des crachats sanglants, une fatigue généralisée, la perte de l'appétit et par ricochet un amaigrissement. Vous n'avez aucun de ces signes ? Le spectre du cancer que vous redoutez tant s'éloigne.

De quoi se réjouir, non ?

Mais vous avez déjà autre chose en tête : vous pensez à la tuberculose. À tort. Car si la tuberculose pulmonaire se traduit par une toux prolongée, elle se résume rarement à cela. Vous seriez amaigri, ou collectionneriez les crachats mucopurulents, voire sanglants, ou endureriez des douleurs thoraciques, ou feriez état d'une grande fatigue, d'un peu de fièvre, de sueurs nocturnes qu'on pourrait en discuter. Mais là... Une toux, certes insistante mais une toux en tout et pour tout, non, franchement, je crains qu'il ne nous faille oublier la tuberculose pulmonaire.

J'aimerais pouvoir vous convaincre que votre toux s'explique par votre tabagisme et lui seul et que vous pouvez y mettre un point final en arrêtant tout simplement de fumer. S'écouleront alors deux ou trois semaines pendant lesquelles votre gorge se plaindra d'avoir à faire le deuil de toutes les cochonneries qui la polluent quand vous fumez et puis plus rien. Vous ne tousserez plus. Chiche ? On arrête de fumer ?

Au pire, parce que l'organisme nous fait toujours plus ou moins payer nos excès, vous aurez à dealer avec une bronchite chronique. Avec elle, la première chose à laquelle il faut être attentif, c'est la petite toux matinale. En général, on prend ça par-dessus la jambe, surtout si on est fumeur... On se dit que c'est normal, que la veille on a un peu trop forcé sur le tabac, que ça va passer si on réduit un peu sa consommation de cigarettes. Sauf que ça ne passe pas... La toux d'un jour devient la toux de tous les jours. En général, elle est grasse. Parfois, elle ramène des crachats. Au moindre effort physique, même s'il ne s'agit que de monter au 1er étage en empruntant l'escalier, vous êtes essoufflé... Et plus le temps passe, plus l'essoufflement s'installe jusqu'à devenir permanent... Et un jour, bien qu'au repos, vous faites le bruit de la locomotive de *La Bête humaine* (film de 1938 réalisé par Jean Renoir). Votre toux quotidienne a débouché sur une forme d'essoufflement quasi permanent : vous êtes bon pour une radio et une fibroscopie qui aideront à pérenniser le diagnostic.

Vous vous sentez l'âme d'un bronchitique chronique ? N'hésitez pas à faire mesurer votre souffle par votre médecin. Il saura vous dire où en est votre capacité respiratoire. Si vous fumez, il insistera pour que vous arrêtiez *illico*. Cela ne réparera pas les lésions qui affectent votre appareil respiratoire : elles sont irréversibles...

En revanche, ça permettra de stabiliser la maladie qui, en France, fait entre 15 000 et 20 000 victimes chaque année, oblige quelque 100 000 personnes à vivre sous assistance respiratoire et concerne dans les 3 millions et demi de personnes.

Et si c'était la coqueluche ? D'elle, nous avons tous l'image d'une maladie infantile. Vision incomplète, à défaut d'être fausse. La coqueluche concerne aussi les adultes dont les quintes de toux, pénibles et fatigantes, évoquent le chant du coq. N'allez pas chercher ailleurs l'origine de l'appellation. De tous les patients secoués par une toux inexpliquée qui défilent dans leur cabinet, les médecins estiment qu'un tiers d'entre eux souffrent de la coqueluche. Signe distinctif : des quintes qui ont tendance à s'aggraver la nuit, voire à gêner la respiration. En cause : la *Bordetella pertussis*, une bactérie ainsi nommée en l'honneur de Jules Bordet, pensionnaire de l'Institut Pasteur qui, en 1906, découvrit le germe.

« Être la coqueluche de quelqu'un... » Vous connaissez sans doute cette expression qui signifie « être l'objet de l'engouement de quelqu'un... » Mais en connaissez-vous l'origine ? Tout remonte au xve siècle. À l'époque, la coqueluche était une sorte de chapeau que les médecins conseillaient de porter pour avoir toujours la tête bien au chaud, histoire d'éviter d'attraper la maladie du même nom. Or, à la même époque, « être coiffé de quelqu'un » signifiait « en être amoureux ». Vous comprenez maintenant pourquoi, quand « on est la coqueluche d'une personne », c'est qu'on est aimé par la personne en question.

Contre la coqueluche, il existe un vaccin. Il est recommandé de vacciner le nourrisson à 2 mois, puis à 4 mois... Il ne faut bien sûr pas oublier les rappels : à 11 mois, à 6 ans, puis entre 11 et 13 ans, voire entre 26 et 28 ans... Bien qu'avérée, son efficacité a fait débat au Canada où des chercheurs se sont penchés sur le cas de quelque 6 000 personnes vaccinées entre 1992 et 2013... Et ils se sont aperçus que l'efficacité du vaccin diminuait avec le temps : de 84 %, elle passe à 62 % au bout de 4 à 7 ans... Et si vous laissez s'écouler 8 années supplémentaires, l'efficacité n'est plus que de 41 %. Rajoutez encore 7 années et, selon les Canadiens, la protection disparaît presque complètement...

Mais, objecterez-vous, c'est l'affaire des Canadiens ! Sauf que c'est aussi notre affaire parce que, en France, on utilise le même vaccin que chez eux...

J'ai pensé que ça vous ferait plaisir que l'on parle un peu d'asthme... Une toux incessante, une respiration difficile... Il y a là de quoi établir le plus honnête des diagnostics, à condition que votre médecin teste l'efficacité d'un médicament bronchodilatateur sur votre toux. Je vous vois faire la moue... Préféreriez-vous que votre toux s'explique par un reflux gastro-œsophagien ? C'est vrai, cette pathologie est habituellement associée à des brûlures d'estomac ou des régurgitations acides mais il arrive que la toux fasse partie des symptômes, voire en soit le seul ! Surprenant, non ?

Tout autant le sont certains médicaments prescrits contre l'hypertension artérielle et connus pour leur effet secondaire : ça fait tousser ! Vous arrêtez le médicament et la toux disparaît. C'est tellement simple que c'en est suspect. Donc parlez-en avant à votre médecin qui devra vous prescrire un traitement plus adapté. La prise d'un médicament n'est jamais anodine. C'est pour cela que je vous enjoins de toujours informer votre médecin des pilules que vous avalez, fût-ce de manière irrégulière. De même, lors de la consultation, bombardez-le d'infos sur votre toux : grasse ou sèche, récente ou ancienne, matinale ou pas spécialement, avec ou sans fièvre, etc. Ne laissez rien au hasard, pas même votre carnet de vaccination où devrait figurer la date de votre dernier rappel de vaccin contre la coqueluche.

Le gros tousseur que vous êtes peut, après auscultation, faire l'objet d'examens complémentaires destinés à confirmer un diagnostic. Cela peut aller de la classique radio des poumons à la fibroscopie en passant par l'intradermo (test à la tuberculose), les tests spirométriques (asthme) et la pH-métrie (reflux). Mais ne rêvez pas : vous n'aurez pas droit à tout. On a beau s'imaginer malade, on ne peut quand même pas avoir toutes les pathologies en même temps.

Je n'ose refermer ce chapitre sans avoir évoqué l'hypothèse la plus réconfortante : et si ça se passait dans votre tête ? Vous n'y croyez pas ? Pourtant, cela existe. Et il ne faut pas l'exclure à partir du moment où vous êtes un anxieux et où toutes les options évoquées précédemment auront été récusées. Toutes ?

Mince. Je confesse avoir éludé la grippe porcine, la terrifiante grippe A, celle du fameux virus H1N1, qui fit paniquer la planète et danser les vaches, dont je rappelle qu'elle se transmet de l'homme à l'homme et ne se contente pas de vous faire tousser puisqu'elle vous colle en supplément fièvre, maux de tête et courbatures. Mais hélas ! en la matière, le facteur de risque n'est plus ce qu'il était il y a quelques années.

Satisfait ?

Non ?

Comment ? Que dites-vous ? Que le facteur de risque sonne toujours deux fois ?

J'ai une douleur dans la poitrine

La douleur est brutale, comme portée par un balancier. Ça va, ça vient. Mais quand ça vient, ça ne va pas du tout. J'ai l'impression que ma poitrine est prise dans un étau, qu'on m'a calé une barre derrière le sternum, que quelque chose d'invisible m'enserre et me brûle par intermittence. Mon cœur s'emballe, il va lâcher, c'est évident. Ah ! Je la connais bien cette douleur ! Je ne connais qu'elle. Non pas pour l'avoir expérimentée mais pour en avoir lu la description à maintes reprises dans les journaux et sur internet. Je sais ce qu'elle annonce, cette douleur : un infarctus du myocarde.

Un jour, un patient m'a dit très sérieusement : « Docteur, j'ai eu une fracture de la cocarde ! » Bon... Fini de sourire... Vous avez mal. Et vous goûtez d'autant moins l'instant que vous n'avez rien vu venir : vous vous sentiez si bien ! Aucun signe avant-coureur, rien. Et soudain, surgie de nulle part, cette douleur si caractéristique : oppressante, localisée en plein milieu de la poitrine, capable d'irradier vers les mâchoires, le cou, les bras. Vous fumez ? Circonstance aggravante. Vous rôdez autour de la cinquantaine ? Vous êtes dans le casting. Votre taux de cholestérol vous fait honte ? Comme par hasard... Votre père a déjà fait un infarctus ? Tout concorde. Vous cumulez les facteurs de risque. Qu'attendez-vous pour faire le 15 ? L'infarctus, quand il survient, vous lance un défi : qui sera la plus rapide ? Attendre, tergiverser, peut s'avérer fatal. Aux urgences, où l'on croule sous les appels abusifs en gardant néanmoins son calme, personne ne vous reprochera jamais d'avoir composé le 15 parce que vous ressentiez une douleur brutale à la poitrine. Un leitmotiv : dans le doute, ne vous abstenez surtout pas d'appeler... On ne plaisante pas avec l'infarctus. C'est une urgence médicale car votre muscle cardiaque est mal irrigué, souffre, risque de se nécroser. Agir. Vite. C'est une affaire d'heures. Parfois moins. Il faut élargir la ou les artères bouchées pour permettre au sang de circuler à nouveau normalement afin d'irriguer le cœur.

Une légende tenace veut que la crise cardiaque soit une affaire quasi exclusivement masculine. Erreur. C'est d'ailleurs assez curieux : vous concernant, mesdames, on disserte à longueur de temps sur le cancer du sein, sa détection, sa prévention, alors que les maladies cardiovasculaires vous sont huit fois plus préjudiciables ! Elles représentent même la première cause de mortalité chez les Françaises.

Donc, militants de la parité, réjouissez-vous : homme ou femme, le tarif est le même. À l'inverse des symptômes. Car si le principal d'entre eux – la douleur thoracique – est commun aux deux sexes, il arrive que les femmes en éprouvent d'autres : une fatigue inhabituelle qui s'aggrave dès qu'on s'agite un peu, des brûlures d'estomac qui résistent aux traitements habituels, des nausées, de l'anxiété, un teint pâle ou encore des sueurs. Quand on vous dit que les femmes sont plus complètes (et plus complexes) que les hommes...

En France, le risque cardiovasculaire est beaucoup plus mal évalué pour les femmes que pour les hommes. De cet aspect, ce sont les statistiques qui parlent le mieux : en cas d'attaque cardiaque, 36 % des hommes sont pris en charge dans les 3 heures alors que, pour les femmes, le pourcentage tombe à 21 %. Encore une injustice ! Mais il ne tient qu'à vous de réduire cet écart, mesdames ! En effet, les femmes sont souvent plus courageuses et moins inquiètes que les hommes et, en conséquence, ont tendance à attendre un peu avant de consulter ou d'appeler les secours... Leur confiance les pénalise. Mais il y a d'autres raisons à cela. Pendant longtemps, on a pensé que les œstrogènes (hormones qui n'appartiennent qu'aux femmes) protégeaient leurs artères. Et c'est ainsi que, subrepticement, s'est installée l'idée selon laquelle elles ne pouvaient pas être concernées par le risque de crise cardiaque. Ou en tout cas dans des proportions négligeables par rapport aux hommes. À tort. Cette idée a vécu. Aujourd'hui, le mode de vie des femmes ressemble à celui des hommes. Elles aussi travaillent, elles aussi sont soumises au stress, elles aussi fument, boivent et jouissent de moins de temps libre pour faire du sport. Du coup, le diabète et l'hypertension ne les épargnent pas... Et chacun sait que ces problèmes augmentent le risque cardiovasculaire. Ajoutez à tout cela que les femmes ont des artères différentes de celles des hommes : certes plus souples, elles sont surtout plus petites et plus fragiles. Donc, d'une certaine manière, elles se bouchent plus facilement...

L'infarctus touche 100 000 personnes par an en France. Vous n'êtes pas obligé d'en faire partie mais comme on ne peut rien exclure... Quoique...

En vérité, on peut exclure certains scénarios. Il faut, pour ce faire, passer en revue les hypothèses, s'attarder sur la ribambelle des symptômes, éliminer, soupeser, comparer et ne pas cracher sur la possibilité de se rassurer. Car si l'infarctus du myocarde part souvent de la douleur thoracique, la douleur thoracique, elle, ne mène pas forcément à l'infarctus... Il arrive qu'elle témoigne d'une angine de poitrine. Symptômes ? Un peu les mêmes que pour l'infarctus : douleur sourde localisée au centre de la poitrine ou derrière le sternum, irradiations vers les mâchoires, le bras gauche ou le dos, sueurs, nausées, essoufflement. Si tout ou partie de cela survient en plein effort, vous obligeant à vous arrêter le temps que la douleur s'étiole (c'est en général l'affaire de quelques minutes), l'angine de poitrine est à envisager. Que vous arrive-t-il ? Oh, la routine : vos artères coronaires ont rétréci, entraînant un apport insuffisant de sang oxygéné dans une région du cœur. Mieux vaut reconnaître ce type de douleur et consulter car on est là sur le palier de l'infarctus et il est encore temps d'éviter de pousser la porte... Votre médecin connaît ses classiques : il réalisera un bilan cardiovasculaire, confirmera le diagnostic et vous prescrira le traitement adapté pour vous soustraire tant que faire se peut à d'autres crises.

Vous redoutez tellement les diagnostics gravissimes que j'ose à peine mentionner la dissection de l'aorte. Mais comme on a promis de ne rien se cacher, je m'y risque... La dissection de l'aorte se traduit par une douleur qui vous traverse de part en part et peut déboucher sur un festival de complications où se mêlent syncope, paralysie, hémiplégie... Elle laisse généralement peu de temps pour réagir. Oui, je sais, c'est inquiétant. Mais si vous avez le temps de vous inquiéter, c'est bon signe ; c'est qu'il s'agit d'autre chose...

Faisons baisser d'un cran la gravité de vos problèmes. Il se pourrait que votre douleur thoracique, bien qu'intense, ne se rapporte qu'à l'inflammation de votre péricarde, ce « sac » à double paroi qui enveloppe votre cœur. Vous souffririez alors d'une péricardite. Particularité de la douleur : elle est prolongée, siège au centre de la poitrine ou sur le côté gauche mais, surtout, augmente lorsque vous inspirez ou êtes allongé sur le dos. En position assise, ça va beaucoup mieux. En général, l'affaire s'accompagne d'un peu de fièvre dont le médecin saura vous débarrasser, non sans vous avoir épargné une auscultation, une échographie cardiaque et un bilan biologique, éléments susceptibles de confirmer le diagnostic d'une angine de poitrine. Tout ce qui précède est bien sûr moins grave que l'infarctus. Mais entendons-nous bien : ça n'est pas anodin non plus, c'est une litote.

Et si vous vous trompiez d'organe ? Vous vous inquiétez pour votre cœur mais vous oubliez qu'il n'est pas seul à habiter votre cage thoracique. Quid de vos poumons ? Ne seraient-ils pas en train de nous préparer une petite embolie pulmonaire ? Ce scénario vous guette lorsqu'un caillot d'une veine du mollet ou de la cuisse décide de faire sa vie et part en goguette dans l'organisme. Sa migration peut le conduire à une artère pulmonaire qu'il prendra un vilain plaisir à boucher. Conséquence : une respiration troublée, plus rapide, ponctuée des assauts d'une toux sèche, le tout baignant dans un océan de sueur.

Vous en voulez d'autres ? J'ai ! Prenez votre douleur thoracique, ajoutez-y une bonne fièvre, la toux qui va bien, une respiration accélérée et vous obtenez une infection pulmonaire. Dites « pneumopathie », c'est plus chic. Mais, dans un cas comme dans l'autre, vous avez besoin d'une confirmation de diagnostic et d'un traitement par antibiotiques.

À moins que vous ne jugiez plus pertinent de comparer votre douleur thoracique à une brûlure qui redouble d'intensité après les repas, surtout si vous êtes en position inclinée ou couchée. Dans ce cas, bonne nouvelle : votre cœur et vos poumons n'ont rien à voir dans cette affaire. Mauvaise nouvelle : vous avez quand même un problème puisque vous faites un reflux gastro-œsophagien. Tout s'explique, à commencer par ce goût amer dans la bouche qui vous donne l'impression d'avoir avalé un chacal.

Déjà 7 diagnostics ! De quoi meubler la semaine d'un hypocondriaque qui se lèverait chaque matin avec une idée fixe : identifier ce qui va le catapulter vers l'au-delà dans les plus brefs délais. Pardonnez la légèreté du ton mais elle s'impose au moment d'aborder d'autres hypothèses, plus réjouissantes, comme la névralgie intercostale dont le foyer se trouve entre nos côtes, où cohabitent nerfs, vaisseaux et muscles. Qu'un nerf vienne à se coincer entre deux côtes suffit à provoquer la plus intense des douleurs. Et il suffit que le nerf en question se trouve à proximité du cœur pour que vous accusiez ce dernier de tous les maux alors qu'il est innocent de la moindre défaillance. La névralgie intercostale ? Un mal aussi banal que fréquent. D'ailleurs, elle figure en tête des douleurs thoraciques.

La douleur de la névralgie intercostale a ceci de particulier qu'elle cible un point précis du thorax et fait l'effet d'une piqûre. Vous la ressentez lorsque vous inspirez fortement. Elle disparaît quand vous expirez.

Soyez pragmatique. Si la douleur est de faible intensité, choisissez l'option paracétamol et attendez de voir ce qui se passe. Si la douleur a tendance à se répéter, à s'intensifier au point de vous empêcher de vaquer à vos occupations, prenez l'habitude de noter les circonstances dans lesquelles elle émerge. Ce que vous mettrez noir sur blanc peut, sur le coup, vous paraître futile et sans intérêt. Mais un médecin saura donner une cohérence à ces bribes d'informations si d'aventure cohérence il peut y avoir. Quant à la douleur qui se répète fréquemment, augmente malgré la prise d'antalgiques, s'accompagne de fièvre, perturbe votre respiration et vous trouve dans une grande fatigue, il faut s'en méfier. Elle doit vous conduire à consulter en urgence, ce qui ne veut pas dire dans l'affolement. Surtout pas. Car la douleur et les symptômes se nourrissent des émotions négatives.

Qu'il soit médecin généraliste, urgentiste ou cardiologue, le praticien auquel vous serez confronté vous étonnera par sa capacité d'intrusion. Le malotru voudra tout savoir ! Les conditions d'apparition de la douleur, ses horaires, les facteurs supposés la déclencher, sa localisation... La douleur qui survient systématiquement au cours d'un effort physique lui fera penser à une angine de poitrine plus sûrement que celle qui apparaît après les repas, signe d'un possible reflux gastro-œsophagien. Mais il n'éludera pas les autres diagnostics dont il évaluera les chances, pardon, les risques, en vous questionnant sur les signes accompagnateurs. Fièvre ? Respiration altérée ? Vomissements ? Douleur dans le mollet ? Sensation d'acidité dans la bouche ? Douleur dans le bras gauche ? Dans la mâchoire ? Appréciez ces questions pour ce qu'elles sont : de circonstance. Et préparez-vous-y. Plus vos réponses seront précises, plus vous aiderez le médecin à prescrire les examens complémentaires adaptés au chapitre desquels on retrouve la radiographie du thorax ou des côtes, l'électrocardiogramme, l'échographie cardiaque, la scintigraphie, l'IRM, le bilan sanguin et, *last but not least*, l'épreuve d'effort.

Justement... L'épreuve d'effort... Si vous évitiez d'attendre d'avoir mal à la poitrine pour la passer ? Cela peut vous aider à améliorer vos performances sportives tout en vous alertant sur les limites à ne pas franchir car, à la fin, c'est toujours le cœur qui perd... S'il y a arythmie cardiaque ou obstruction dans vos artères coronaires, il y a de fortes chances pour que le cardiologue s'en aperçoive au vu de l'enregistrement de l'activité électrique de votre cœur au cours d'un exercice physique.

L'épreuve d'effort se passe à l'hôpital ou à la clinique. Évitez de vous y pointer à jeun (dernier repas deux heures auparavant) et la clope au bec, ça ferait désordre. Le thorax bardé d'électrodes, vous aurez pour mission de :

1. Marcher tranquillement sur un tapis roulant (ou pédaler doucement sur un vélo spécifique),
2. Poursuivre l'effort alors que la vitesse et l'inclinaison du tapis auront crû (ou que la résistance au pédalage aura augmenté sous l'action sournoise d'un frein quelconque).

C'est l'affaire d'une trentaine de minutes pendant lesquelles il vous sera demandé, tout votre effort devant être consacré à l'épreuve, de vous abstenir de parler. À la fin, vous aurez fait des progrès en langage des signes et vous serez fourbu. Mais rassuré.

J'ai une boule dans le sein

Il n'est guère de plaisir plus extatique que de sentir ses doigts glisser sur une peau savonnée. Mais je n'oublierai jamais l'instant où le rituel si réconfortant de la douche matinale a viré au cauchemar. Je me savonnais le torse lorsque j'ai senti quelque chose, une sorte d'excroissance, au niveau du sein. Mon sang s'est glacé. Je venais de mettre le doigt sur une petite boule logée dans la partie supérieure et latérale de mon sein gauche. J'ai palpé. Ai senti comme l'amorce d'une petite douleur. Ce fut *Psychose* de Hitchcock, l'hémoglobine et les cris en moins. Que vouliez-vous que je fisse, sinon penser au pire et, chancelante, le crâne en surchauffe, à peine séchée, enfiler un peignoir et décrocher mon téléphone pour annoncer la nouvelle à mon gynécologue : « Docteur, il faut que je vous voie tout de suite, j'ai un cancer du sein » ?

Légitime inquiétude que la vôtre : une femme sur huit sera confrontée dans sa vie à un cancer du sein. C'est en général autour de la cinquantaine qu'il se manifeste. Mais la maladie n'a pas forcément le sens du timing... Elle peut survenir plus tôt, déjouant ainsi le dispositif officiel de prévention qui recommande certes une première consultation dès l'âge de 25 ans mais ne vous donne ensuite rendez-vous qu'à partir de 50 ans pour une mammographie tous les deux ans (sauf antécédent, notamment familial, justifiant une surveillance particulière). On peut ainsi être prise de court, le cancer du sein ne s'accompagnant d'aucune douleur particulière, d'aucun signe évocateur, à part, justement, cette petite boule suspecte, forcément suspecte, dénichée à la faveur d'une palpation. Reste encore, cependant, à confirmer le diagnostic, ce à quoi votre médecin s'emploiera après avoir procédé à une palpation minutieuse de vos seins et pratiqué un examen complet, mammographie et échographie comprises. Histoire d'en avoir le sein net...

> De tous les cancers auxquels une femme peut être confrontée, celui du sein est l'un de ceux qui se soignent le mieux, grâce à des traitements médicamenteux et chirurgicaux qui s'avèrent d'autant plus efficaces que la détection est précoce.

Cependant, malgré votre légitime inquiétude, vous vous devez d'entendre, de lire, d'admettre et de retenir ce qui suit : 9 fois sur 10, la petite boule palpée dans le sein est bénigne. 90 % de chances de ne pas être concernée ! Ça change tout de même un peu la donne, non ? Ça ne veut pas dire que vous n'avez rien, ça veut dire que ce n'est peut-être pas aussi grave que vous l'avez – légitimement – craint sous la douche.

Première possibilité : l'adénofibrome. Ou fibrome du sein.

Cette tumeur aussi bénigne que fréquente cible le plus souvent les jeunes femmes entre la vingtaine et la quarantaine. La petite boule qui vous tracasse est alors mobile, ferme, d'un ou deux centimètres de diamètre. Elle se distingue par un contour régulier. Le diagnostic passe par une mammographie ou une échographie qui, dans la plupart des cas, ne donne lieu à aucune suite. Le fibrome est là, il y reste. On n'y touchera que si le doute persiste après les examens, certains cancers d'une rare sournoiserie pouvant ressembler à des fibromes. Quand, par mesure de précaution, on opte pour l'intervention, on s'aperçoit quasi systématiquement qu'il n'y avait pas péril en la poitrine.

Deuxième possibilité : le kyste. Potentiellement douloureux, rempli d'un liquide produit par les glandes mammaires, ce qui en assure la souplesse, il se différencie du fibrome qui doit sa fermeté à son contenu fibreux. Qui dit kyste ne saurait dire cancer. Le fait d'en avoir un n'influe en rien sur le risque de développer cette maladie que vous redoutez tant. Donc *Keep calm and call the Doctor*. Il confirmera le diagnostic via une échographie. Si la douleur vous importune, il pourra procéder à la ponction du liquide en insérant une fine aiguille dans la masse dont le diamètre n'excède généralement pas deux centimètres.

Troisième possibilité : la mastose. Elle est à envisager à partir du moment où vos seins sont douloureux. En cause, les deux hormones sexuelles stars de la femme : les œstrogènes et la progestérone. Leur quantité varie au cours du cycle menstruel, influençant la sensibilité et la taille de la glande mammaire. D'où des tensions douloureuses, fréquentes avant les règles. Nom de code : mastodynies. Parfois, elles jouent les prolongations au-delà de l'ovulation. Mais tout cela reste bénin.

Quatrième possibilité : le lipome. On le confond souvent avec le kyste mais ça n'en est pas un. D'abord parce qu'il n'est pas à l'abri d'une coque. Ensuite parce que c'est une boule de graisse qui rappelle la cellulite. Enfin parce qu'il est particulièrement souple au toucher. Appuyez dessus, il s'enfoncera. En cela, il réagit comme le kyste. C'est d'ailleurs, pour l'un comme pour l'autre, l'un des critères de la bénignité.

Cinquième possibilité : le ganglion intramammaire. Pour l'avoir à l'œil, rien de mieux qu'une mammographie. Il a tendance à se balader dans le sein sans y faire de dégâts : il est généralement bénin.

Rassurée ? Vous pouvez l'être, *a fortiori* si vous allaitez votre bébé. Car qui donne le sein y constate fréquemment la présence de boules qui correspondent à des lobules gonflés de lait. Le seul risque que court alors la femme allaitante est l'engorgement : le lait stocké risque de ne plus pouvoir être évacué. Solution : vider les seins sous la douche ! Si les bouboules sont douloureuses, cela veut dire qu'il y a inflammation : vous avez une lymphangite. Cette complication de l'allaitement a tendance à débarquer en groupe : fièvre, frissons, courbatures et grande fatigue l'accompagnent, faisant parfois croire que la grippe vous menace.

La lymphangite peut être due à une prise de sein incorrecte lors de l'allaitement ou à la présence prolongée de lait dans le sein de la maman. Il arrive aussi qu'on ne puisse l'expliquer. Cela dit, elle ne doit en aucun cas justifier que vous décidiez d'interrompre le processus d'allaitement. Au contraire. Profitez des séances pour positionner la tête de bébé de telle manière que le mouvement dû à la succion favorise le drainage. Zone d'action : la partie de votre sein où se trouve l'inflammation. En général, il y a une rougeur. C'est là...

Ce qui précède l'atteste : la localisation d'une boule sur le sein, qu'elle soit douloureuse ou pas, peut déboucher sur une flopée de diagnostics, du plus inquiétant au plus risible. Au passage, notez que je vous ai épargné l'abcès du sein qui, pour exister, n'en est pas moins rare : ne l'envisagez que si vous êtes fiévreuse et constatez que du pus s'écoule de votre mamelon. Dès lors le traitement sera chirurgical mais n'interviendra qu'après un passage chez le gynécologue auquel vous aurez pris soin de confier tous vos petits secrets : poussée de fièvre, antécédents médicaux et familiaux, traitement en cours (notamment hormonal : pilule, ménopause), présence éventuelle de ganglions sur le cou ou les aisselles, résultats des mammographies déjà réalisées... Profitez, c'est gratuit à partir de 50 ans.

Le saviez-vous ? Les hommes ont eux aussi des glandes mammaires. Bien que peu développées, elles ne les mettent pas à l'abri du cancer du sein. Occurrence ? Résiduelle. Le cancer du sein chez l'homme représente 1 % de tous les cancers du genre. Vous concernant, messieurs, les facteurs de risque sont l'âge, le fait qu'un des parents ait eu un cancer du sein, la prédisposition génétique, l'exposition aux rayonnements et la cirrhose du foie dont l'une des conséquences est l'augmentation du taux d'œstrogènes.

J'ai très mal au ventre

C'est une pagaille sans nom dans mon ventre qui ne semble plus rien vouloir tolérer. Ballonnements, vomissements, diarrhées. Voilà que je me vide, comme si je devenais intolérant à tout. La douleur est saisissante, j'ai l'impression qu'une partie de moi m'abandonne, que mes intestins se transforment en corde à nœuds, que mes tripes font sécession. Autant en emporte le ventre ! Entre deux nausées, j'ai un éclair de lucidité : c'est forcément l'appendicite, cette maladie à laquelle je croyais avoir définitivement échappé. Ou même pire, sa complication principale, la péritonite !

Entre l'intestin grêle et le côlon droit, se trouve une petite excroissance : l'appendice. Quand elle s'enflamme, s'ensuivent des douleurs abdominales d'intensité variable qui s'accompagnent de nausées, de troubles du transit, voire de vomissements et, pour que le tableau soit complet, d'un peu de fièvre. Objectivement, l'appendicite, on la sent passer...

Quant à la péritonite, c'est un peu la grande sœur de l'appendicite. En plus méchant. Plus de nausées, plus de vomissements, plus de fièvre et moins de doutes sur ce qui vous fait vous tordre de douleur : l'infection s'est propagée à l'enveloppe qui entoure vos intestins, le péritoine. Dès lors, vos escapades aux toilettes ne donnent plus rien : pas de selles, pas de gaz intestinaux, un peu comme si le système avait fermé la boutique. Vous êtes blanc comme un linge sorti d'une publicité pour lessive et, s'il vous reste la force de palper votre ventre, vous le trouvez étrangement dur. Ne rêvez pas, ce ne sont pas vos abdos qui réapparaissent mais une urgence chirurgicale qui vous tend les bras et vous commande de réagir au plus vite.

L'épouvantable tableau qui précède n'a d'autre but que de vous faire encaisser les mille et une autres raisons qui peuvent expliquer un mal de ventre dont certaines, je le reconnais, sont assez peu ragoûtantes. Accrochez-vous, il y a du gros...

Prenons l'ulcère de l'estomac. Ou de son voisin, le duodénum (qui correspond au segment initial de l'intestin grêle). Si vous en êtes, la douleur siège au milieu du ventre. Elle ressemble à des crampes. Les choses se déclenchent en général une petite heure après avoir mangé. Quand vous vous remettez à table, ça se calme. Puis ça recommence. Bref, après chaque repas, vous êtes plié en deux et ça n'est pas drôle... Contre l'ulcère, il existe un traitement auquel vous n'aurez droit qu'après confirmation du diagnostic qui passe par une radio, voire une endoscopie.

Plus grave est l'occlusion intestinale. Dans ce cas, la douleur est permanente, vous vomissez, vous n'avez plus aucun gaz, et quand vous allez à la selle, vous faites le voyage pour rien. Normal, il y a un bouchon quelque part... Il urge alors d'en déterminer l'origine. Tumeur ? Hernie ? C'est le moment de remercier la Sécu d'exister et de vous rendre à l'hôpital le plus proche. Et vite.

Il ne faudrait pas oublier le pancréas. Lui aussi peut s'enflammer. Vous avez alors une pancréatite aiguë. La douleur ? Indicible... Vous avez l'impression de recevoir coup de poignard sur coup de poignard. Vous vomissez. Pas de temps à perdre, direction les urgences.

Sinon, dans la famille coliques, vous en avez deux qui peuvent faire la blague : l'hépatique et la néphrétique.

La colique hépatique est liée à l'existence d'un calcul qui obstrue une voie biliaire. Pressante, capable de disparaître spontanément pour mieux réapparaître, la douleur est localisée à droite. Mais elle peut voyager, sous les côtes ou au creux de l'estomac. Le reste n'est que routine : des vomissements et des nausées inversement proportionnels à vos selles et à vos gaz totalement inexistants.

La colique néphrétique, elle, a gagné un surnom au fil du temps : la colique frénétique. Tout est dans l'intitulé, n'est-ce pas ? Vous l'avez compris, là aussi, c'est sportif. Un calcul bloque l'uretère, ce canal de l'urine qui part du rein (l'usine à urine, c'est là qu'elle est fabriquée) pour aller à la vessie (le dépôt de l'usine, c'est là que l'urine est stockée). Si ça fait mal ? Oui. Très. Vous pouvez vous allonger, vous asseoir, faire le poirier, vous transformer en lotus, vous contorsionner dans tous les sens, ce sera peine perdue : aucune position ne calme cette douleur qui part de la fosse lombaire (plus ou moins équidistante du thorax, du bassin et de la colonne vertébrale) et irradie souvent vers les organes génitaux ou les jambes. La solution ? Évacuer le calcul dans les urines. La destination ? L'hôpital. On s'y empressera, avant même de régler le problème, de traiter votre douleur via un antalgique.

Un calcul est une petite formation pierreuse produite par l'organisme. Le mot vient du latin *calculus*, qui signifie caillou. Il peut être de la taille d'un grain de sable ou... d'un œuf de pigeon ! Faites-en l'analyse, vous y trouverez de tout : du cholestérol, des sels de calcium, d'acide ou de pigments contenus dans la bile. Pour s'en débarrasser, 4 solutions :

1. Attendre.

Parfois l'évacuation est spontanée. On peut d'ailleurs faire des calculs sans le savoir. Ils se forment puis disparaissent, ni vu ni connu. Même pas mal.

2. La lithotripsie.

C'est l'affaire d'une grosse demi-heure pendant laquelle, sans anesthésie, un appareil délivre des ondes de choc pour fragmenter le calcul, facilitant ainsi son évacuation. Logique : plus c'est petit, mieux ça circule.

3. L'urétéroscopie.

Avec un endoscope, on va chercher le calcul là où il se trouve afin de le fragmenter par laser, ultrasons ou ondes de choc (locales, cette fois). L'intervention se fait sous anesthésie générale.

4. La chirurgie.

Quand les techniques précédentes ont échoué, elle sert de recours.

Dans tous les cas, la taille et l'emplacement du calcul sont déterminants, la radiographie indispensable.

On continue ? Hélas ! Il serait coupable d'éluder la pyélonéphrite. Elle a le charme des maladies d'autant moins connues qu'elles sont sournoises : en l'occurrence, la pyélonéphrite s'inscrit souvent dans le droit fil d'une infection urinaire passée inaperçue. Cette fois, le rein est infecté. La douleur se concentre sur un seul côté et la palper la fait redoubler d'intensité. La fièvre est là, et l'on va au petit coin comme on fait pénitence, en sachant ce qui nous attend : l'impossibilité d'uriner ou, dans le cas contraire, une sensation de brûlure. Avec la pyélonéphrite, les antibiotiques, c'est automatique ! Notez que la pyélonéphrite touche plus volontiers les femmes que les hommes. C'est l'occasion de souligner que, parmi les raisons susceptibles d'expliquer un mal de ventre, il en est de spécifiquement féminines. Les règles douloureuses, ça existe. De même que la colopathie fonctionnelle (maladie du côlon).

Exclusivement réservée à vous, mesdames, cette évocation de la grossesse extra-utérine... Elle occasionne des douleurs modérées et localisées dans le bas-ventre. Elle s'accompagne souvent de petites pertes de sang brunâtre. N'en faites pas un motif d'angoisse : allez plutôt voir votre gynéco qui, une prise de sang et une échographie à l'appui, confirmera ou infirmera la réalité de cette grossesse extra-utérine dont il faut retenir qu'elle survient plus souvent chez une femme sous stérilet ou ayant eu un antécédent de salpingite.

C'est sûr, le ventre, c'est compliqué. S'y concentrent nombre d'organes essentiels au bon fonctionnement de l'organisme. D'où la profusion des hypothèses, des plus angoissantes aux plus réconfortantes, pour autant que l'on puisse ressentir quelque forme de réconfort que ce soit quand le mal nous saisit. Vous pouvez très bien n'en être qu'aux prémices de la plus banale des gastro-entérites, n'expérimenter qu'une crise d'aérophagie, n'être l'objet que d'une simple colite (inflammation du côlon). Mais je sens bien qu'il manque, à ce panorama, quelque chose. Je n'ai pas encore lâché le terme qui vous préoccupe. Cancer. Un cancer peut-il donner mal au ventre ? Affirmatif. Dans le cas d'un cancer à l'estomac, le patient endure des douleurs comparables à celles des ulcères. Mais il y a aussi le cancer de l'ovaire, celui du côlon, celui du pancréas ou encore de la vessie ; je vous l'ai dit, il y a du monde dans notre ventre... Cependant, il faut raison garder : les douleurs associées au cancer s'accompagnent d'autres signes qui permettent de tirer le signal d'alarme. Parmi eux, une fatigue intense, un amaigrissement rapide et inquiétant, la perte d'appétit et une altération globale de l'état général.

Et l'anévrisme de l'aorte, vous y avez pensé ? Non. C'est compréhensible : cette malformation de l'aorte abdominale, gravissime, ne vous laisse en général pas le temps de vous poser la moindre question quand elle survient. Oublions.

Le mal de ventre qui vous pourrit la vie vous conduira immanquablement à croiser une blouse blanche. Vous connaissez désormais le rituel, c'est souvent le même, quelle que soit la pathologie : vous êtes la première source d'informations du médecin. Il a besoin de savoir si vos douleurs sont brutales ou pas, de connaître leur périodicité, leur localisation précise, leur évolution et les circonstances dans lesquelles elles surviennent. Avant ou après un repas ? Ce qui vous paraît relever du détail permet d'orienter la démarche du praticien. Vos selles, qu'elles soient abondantes ou inexistantes, liquides ou solides, détiennent elles aussi une part du secret. Il n'est pire ennemie du médecin que la rétention d'informations. Mieux vaut en faire trop que pas assez, l'informer de vos variations de température, d'une éventuelle épidémie dans votre entourage personnel ou professionnel, des bruits ou du silence qui accompagnent chacune de vos crises. Le fait qu'elles soient sévères n'augure en rien de leur gravité : il suffit que vous traversiez une épreuve professionnelle, conjugale ou familiale pour que le stress vous taraude et se traduise par un bon mal de ventre. Nul n'est à l'abri de ce genre de bonne nouvelle. Pas même vous. Dans ce cas, vous reviendrez à la maison plié en deux. Mais de rire.

J'ai du sang dans les selles

Je sors à peine d'une gastro-entérite inoubliable. Elle m'a épuisé. C'est sans doute la raison pour laquelle j'ai du mal à renouer avec mon transit dont la régularité a toujours fait merveille. Je veux bien faire preuve de patience mais ça dure depuis une semaine. Et je ne vois aucun signe annonciateur d'une amélioration de la situation. Mais si ce n'était que ça... Ce matin, dans le secret des sanitaires, il m'en est arrivé une bien moche : j'ai constaté qu'il y avait des traces de sang sur le papier hygiénique ! Immédiatement, j'ai vu rouge. Et je n'ai pu m'empêcher de faire le lien avec ces douleurs abdominales apparues récemment. L'humour étant la politesse du désespoir, j'ai tenté de donner le change en me disant que c'est dans le besoin qu'on reconnaît ses ennemis, mais ça ne m'a pas fait rigoler... Je crois bien que mon ennemie, c'est une tumeur digestive. Et qu'elle saigne... *Mamma mia*, c'est tout ce qui me manquait !

Le fait de ne pas prendre un saignement anal à la légère vous honore. La première chose qui vient à l'esprit, c'est le cancer du côlon. La France ne fait-elle pas partie des pays les plus touchés par ce type de cancer ? Elle partage cette couronne d'épines avec les États-Unis, l'Australie et le Japon. Chaque année, dans l'Hexagone, plus de 40 000 personnes apprennent qu'elles sont concernées. Parmi elles, un peu plus d'hommes – pour lesquels c'est le troisième cancer le plus fréquent – que de femmes – pour lesquelles c'est le deuxième cancer le plus fréquent. Nous disposons donc là de tous les paramètres susceptibles de faire craindre le pire, sachant que le pire se soigne. Dépisté suffisamment tôt, le cancer colorectal guérit neuf fois sur dix.

Mais au fait, le cancer du côlon peut-il occasionner des saignements ? Oui. Sauf qu'il saigne discrètement. Le plus souvent, rien n'est visible à l'œil nu. Donc *exit* le cancer du côlon. Ce qui donne une chance supplémentaire au cancer de l'anus. Oui, ça existe et ça peut saigner. Un doute ? Un simple examen local pourra orienter vers ce diagnostic ou, plus probablement, vers d'autres pistes.

95 % des cancers colorectaux sont diagnostiqués chez des patients ayant passé la cinquantaine. C'est à leur intention qu'a été mis en place un programme national de dépistage. Vous avez entre 50 et 74 ans ? Bienvenue ! Femme ou homme, nul besoin de présenter le moindre symptôme ou facteur de risque particulier. On vérifiera si vos selles contiennent du sang via un test immunologique. C'est rapide, efficace et on peut le faire à la maison. L'assurance maladie prend tout en charge, vous n'avez même pas besoin d'avancer le moindre centime. Donc parlez-en à votre médecin traitant. À moins qu'il ne vous ait grillé la politesse...

On ne va pas se mentir, le sang n'a rien à faire dans les selles. Il est le signe que quelque chose ne va pas. Mais quoi ?

Est-il révélateur d'une tumeur ? Possible. Il s'agirait alors d'une tumeur bénigne matérialisée par des polypes ayant poussé en relief sur la paroi du côlon ou du rectum. Qu'ils mesurent quelques millimètres ou quelques centimètres, ces polypes peuvent saigner. D'où le caca tout rouge. Il faut recevoir la nouvelle avec l'optimisme qui s'impose : figurez-vous que le changement de couleur de vos selles (et le fait d'y avoir été attentif) vient tout simplement de vous sauver la vie ! Car les polypes n'auront pas eu le temps de dégénérer en cancer. Vous êtes évidemment bon pour une coloscopie qui permettra ensuite au spécialiste de tout faire pour que votre côlon redevienne comme neuf.

Au chapitre des maladies graves, on peut également citer la rectocolite hémorragique, la maladie de Crohn et la colite ulcéreuse. Point commun de toutes ces joyeusetés aux appellations savantes : l'inflammation de la muqueuse digestive. L'inventaire des symptômes est assez peu engageant, je préfère vous prévenir : diarrhées glaireuses et sanglantes, douleurs abdominales, perte de poids, douleurs anales, fatigue et, pour les plus vernis, fièvre. Phases de poussées et phases de rémission alternent. Il est temps d'aller faire une endoscopie qui permettra de visualiser les lésions et d'instaurer la surveillance médicale qui s'impose.

Vous avez peur ? Relâchez-vous, on aborde des choses plus rigolotes... Il y a fort à parier que les filets de sang observés dans vos selles soient dus à une fissure anale. Vous ne pouvez pas imaginer ce que la muqueuse située à cet endroit si particulier du corps peut produire comme hémoglobine quand elle est déchirée. Il suffit d'un rien, d'une écorchure de quelques millimètres. La fissure anale peut s'accompagner d'une sensation de brûlure prononcée. Vous avez l'impression qu'on vous travaille au chalumeau. Plus vous grattez, moins ça s'arrange. Vous en perdez le sommeil et n'entrevoyez de répit qu'à la vue de la bassine pleine d'eau froide dans laquelle vous rêvez de poser vos fesses en feu. On s'en sort généralement en une dizaine de jours grâce à une crème cicatrisante et quelques boîtes de laxatifs. Car la fissure anale, si elle peut être due au stress ou à certaines pratiques sexuelles, survient le plus souvent en cas de constipation. Normal : vous avez forcé, vous payez.

L'idéal, pour ne pas en arriver là, est d'amender votre alimentation et votre mode de vie. Pensez à réintroduire fruits et légumes dans votre assiette : ils sont truffés de fibres qui facilitent le transit. Par ailleurs, buvez de l'eau. Si vous la préférez en bouteille, misez plutôt sur les eaux riches en sulfates et en magnésium. Elles déménagent... Et puis bougez-vous ! On l'ignore souvent mais le sport a ceci de particulier qu'il permet, aussi, de lutter efficacement contre la constipation.

On estime que 16 millions de personnes sont concernées par la constipation en France. Parmi elles, combien pourraient en éviter les désagréments en respectant une règle de bon sens ? Laquelle ? Vous allez rire : n'oubliez pas d'aller aux toilettes ! Vous allez me dire : « Mais comment peut-on oublier d'aller aux toilettes ? » Cela peut paraître surréaliste mais il suffit d'observer l'attitude de certaines personnes autour de soi (voire parfois de s'observer soi-même) pour mesurer la pertinence de ce conseil par ailleurs évident. Car il arrive que, malgré une envie pressante, on résiste... Pour mille mauvaises raisons : parce qu'on est concentré sur son travail, parce qu'on ne veut pas s'imposer une pause, parce qu'on veut rester attentif à ce que l'on fait, parce qu'on s'inquiète de la propreté des lieux d'aisances... Moyennant quoi, on repousse l'échéance le plus longtemps possible et, en quelque sorte, on passe son tour... Du coup, l'envie disparaît... Avant de réapparaître avec, comment dire, encore plus d'insistance et de « férocité »... Car les selles sont bel et bien là... Entre-temps, elles se seront déshydratées et leur évacuation n'en sera que plus compliquée. Donc, quand vous ressentez le besoin d'aller aux toilettes, n'attendez pas, allez-y ! N'oubliez jamais ceci : il faut apprendre à respecter ses besoins pour mieux les faire...

Dans le genre banal et sans gravité, vous avez aussi les hémorroïdes : ce sont des varices mal placées. Certaines veines de la région anale se sont simplement dilatées et elles saignent lorsque vous allez à la selle. Détail rassurant : la quantité de sang n'est en rien corrélée à la gravité de la maladie. Parfois, les hémorroïdes sont une histoire de famille. En tout cas, celles et ceux dont un parent y a eu droit font partie des personnes à risque, de même que les femmes enceintes, celles qui ont accouché (sauf césarienne) et les patients qui endurent une cirrhose du foie.

Certains facteurs favorisent les hémorroïdes : la sodomie, l'obésité, le fait de passer son temps à soulever des charges importantes ou encore d'avoir la mauvaise habitude de passer des heures sur le trône... Un conseil : oubliez votre téléphone portable quand vous allez aux toilettes...

Ça y est ? Vous avez fait votre choix ? Parce que maintenant, il va falloir aller raconter tout ça au docteur... Faites-le sans affolement, avec le sens du détail, même s'il est ici question d'aborder un sujet intime et forcément malodorant. Car si les selles, par principe, n'ont qu'un lointain rapport avec n° 5 de Chanel, leur odeur peut être particulièrement désagréable si elles contiennent du sang digéré. Faites-lui confiance, le médecin viendra vous chercher sur ce terrain ! De même qu'il s'enquerra de la fréquence, de l'abondance et du rythme d'apparition des saignements ainsi que des problèmes éventuellement associés, qu'il s'agisse de diarrhées, de constipation et de poussées de fièvre. Le fait de savoir si les saignements surviennent en début ou en fin de selles, s'ils marquent le papier toilette ou pas, sont autant de précisions utiles à la recherche de la cause de vos problèmes. Avec un peu de chance, vous échapperez à l'anuscopie (examen visuel de l'anus et d'une partie du rectum) et à la coloscopie (dans ce cas, l'examen s'étend à la totalité du rectum et à la paroi interne du côlon). En revanche, le toucher rectal vous pend au nez. Peut-être ne goûterez-vous la chose qu'avec modération mais avouez que ce serait dommage de passer à un doigt du bon diagnostic.

Si vous êtes sous traitement – en particulier si vous prenez un médicament anticoagulant – ne l'arrêtez pas de vous-même parce que vous saignez. En revanche, pensez à en informer votre médecin.

J'ai un gros problème pour uriner

Pardonnez la formule mais elle est parfaite pour traduire ce que je ressens : je pisse des lames de rasoir ! Ça brûle, ça pique, ça m'inquiète. En outre, je trouve que mes urines, habituellement si transparentes, sont d'un trouble suspect. J'ai entendu dire que le pipi pouvait avoir neuf teintes différentes mais je crois bien que je viens d'en inventer une dixième qui ne figure au programme d'aucune fac de médecine. Je me sens sale de l'intérieur, diminué, en voie de déliquescence. Je ne sais pas ce qui se passe mais sûrement rien de bon. Je n'ai qu'une certitude : c'est grave ! Mais, me dis-je, qui fabrique mon urine ? Mes reins. Qui la stocke ? Ma vessie. Qui l'évacue ? L'urètre. Il est donc là, le cancer qui me ronge : les reins, la vessie ou l'urètre. Si ce n'est l'un, c'est donc l'autre. Ou le troisième. Ou plusieurs à la fois. Petit coin, grandes peurs.

Assez peu fréquent, le cancer de la vessie est un cancer du fumeur. Rien de plus logique à cela : les substances toxiques du tabac passent dans le sang puis sont éliminées par les urines. La vessie, pour elles, reste un passage obligé où elles sont susceptibles de faire des dégâts. Le fait de ressentir des brûlures au petit coin est une chose. Le fait d'avoir du mal à uriner, qu'il vous faille forcer pour permettre l'évacuation en est une autre. Le fait que vous constatiez la présence de sang dans votre pipi en est une troisième. Et le fait de cumuler les trois symptômes doit évidemment vous conduire à consulter *illico*. Au moins, vous serez fixé.

Tout le monde l'a remarqué, l'homme et la femme ne sont pas fabriqués de la même manière... D'où des pathologies spécifiques à chacun ou chacune.

Ce qui préoccupe l'homme, c'est l'état de sa prostate et les maladies qui peuvent l'impliquer. En voici trois : la prostatite, l'adénome, le cancer.

La prostatite est une inflammation de la prostate. Dans sa forme la plus aiguë, elle s'accompagne de fièvre, de frissons et d'une fatigue infinie. Mais dans la plupart des cas, elle se repère à quelques signes urinaires qui vous empoisonnent au quotidien : en complément des brûlures, vous ne parvenez pas à vous retenir, vous avez l'impression que le « robinet » est ouvert en permanence, que l'évacuation n'en est pas moins poussive, lente, se fait par à-coups et qu'il vous faut forcer... Bref, rien ne semble fonctionner normalement, vous devez consulter. La prostatite, en effet, ne se guérit pas spontanément. Le traitement pourra durer un mois et passera par les antibiotiques.

Si la prostatite peut survenir à tout âge, elle touche de préférence les trentenaires et les quadras. Elle n'est pas à prendre à la légère. Parmi les complications, la septicémie (le germe passe dans la circulation sanguine), la rétention d'urine (il va falloir vidanger...), le développement d'un abcès de la prostate ou l'infection testiculaire. Que du bonheur... Aussi, ne tentons pas le diable et consultons au moindre doute.

L'adénome résulte de l'hypertrophie – bénigne mais réelle – de votre prostate. Vous n'y pouvez rien : plus vous vieillissez, plus son volume augmente. Elle est joueuse, la prostate. Jusqu'à la puberté, elle grossit. Ensuite, elle se stabilise. Mais, passé la quarantaine, la prostate se remet à grossir. Au soir d'une vie, elle peut faire 7 fois sa taille initiale !

Conséquence : l'urètre est comprimé, la vessie subit une pression, ce qui fait qu'elle ne se vide jamais complètement. D'où le besoin d'aller plus souvent au petit coin pour, la plupart du temps, y constater que votre jet urinaire a perdu de sa force. Un bon petit toucher rectal plus tard, le médecin pourra vous dire si vous en êtes !

Avec l'adénome, si vos urines sont perturbées, votre sommeil l'est tout autant. En effet, une prostate hypertrophiée vous oblige parfois à vous lever à trois, quatre, voire cinq reprises au cours d'une même nuit. Et vous ne le faites pas façon somnambule : une fois levé, vous marchez, vous allumez la lumière que vous prenez plein pot dans la figure avant d'uriner, d'aller vous recoucher, puis d'y retourner quand l'envie ressurgit... Bref, la succession de ce genre de petites balades, à force, gâche vos nuits et finit par vous mettre sur les rotules.

Concernant le cancer de la prostate, outre le toucher rectal, il est un examen qui peut permettre d'alerter : le dosage sanguin du PSA, un antigène prostatique spécifique. C'est un peu le thermomètre de la prostate. Que le taux vienne à monter et l'on est en droit d'imaginer qu'un cancer se profile. Hélas ! l'outil n'est pas infaillible. Il arrive que le dosage n'indique rien de particulier et que le cancer soit en embuscade. Oui, embuscade. J'emploie ce terme à dessein tant est grande la sournoiserie de ce cancer : il évolue sans donner de symptôme.

> PSA pourri ? Pas de panique ! Le dosage ne permet pas de poser le diagnostic mais juste de faire le tri entre les patients. Ceux qui semblent le plus à risque auront droit à une échographie intrarectale avec si besoin une biopsie (prélèvement d'un peu de tissu pour examen au microscope) qui, elle, mènera au diagnostic. Encore que... Parfois, la suspicion du médecin est telle qu'il ordonne une deuxième, voire une troisième biopsie, les cellules cancéreuses pouvant se cacher à l'intérieur de la glande prostatique et échapper au prélèvement. Quand on vous dit qu'il est sournois, ce cancer...

Bonne nouvelle, mesdames, le cancer de la prostate ne vous concerne pas ! Vous n'avez pas de prostate. Vous, votre truc, c'est la cystite. Cette inflammation de la paroi de la vessie est le plus souvent d'origine bactérienne. Bien qu'elle se solde par une gêne évidente (impossibilité de se retenir, traces de sang dans les urines) et des douleurs plus ou moins intenses (brûlures), elle ne doit pas vous affoler, la cystite restant une affection sans gravité. Buvez de l'eau, beaucoup d'eau (bien des infections urinaires sont le fait d'une mauvaise hydratation), et allez au laboratoire réaliser un ECBU, examen cytobactériologique des urines.

Cytobactériologique ? Kesako ? « Cyto » se rapporte à la cytologie, c'est-à-dire l'étude de toutes les cellules que l'on retrouvera dans vos urines, à commencer par les globules rouges et les globules blancs. Quant au versant bactériologique de l'affaire, il consiste en la recherche des différents germes susceptibles de traîner dans vos urines.

Une fois le diagnostic posé, ne vous restera plus qu'à vous demander d'où vient cette cystite. À vrai dire, d'un peu partout... Quoique certains facteurs soient plus régulièrement pointés que d'autres :

1. L'âge.

Plus on vieillit, plus on est exposé. C'est admis pour la cystite comme pour moult autres pathologies.

2. La vie sexuelle.

Savez-vous qu'à l'issue d'un rapport, le taux de bactéries dans l'urine explose ? N'attendez pas pour vous en débarrasser : après les galipettes, allez faire pipi ! Les bactéries n'auront pas le temps de gagner la vessie.

3. L'utilisation du papier toilette.

Qui va à la selle, c'est-à-dire à peu près tout le monde, veillera à ne pas s'essuyer de l'arrière vers l'avant. Pas besoin de vous faire un dessin pour comprendre qu'il est ici question d'éviter que les bactéries intestinales se rapprochent de votre appareil urinaire. Bref, pas de caca vers le pipi ! Comme ça, c'est plus clair...

4. Les habitudes hygiéniques.

À vouloir être plus propre que propre de chez propre, on finit par être trop agressif avec soi-même. Attention, hein ! Je ne dis pas qu'il ne faut pas être *clean* ! Je dis simplement que les douches vaginales ne sont pas forcément une bonne idée et que l'on peut être irréprochable en utilisant des produits d'hygiène intime doux.

5. Les habitudes vestimentaires.

Les vêtements hypermoulants et les sous-vêtements synthétiques peuvent occasionner une cystite. Le coton, c'est bien.

Les cystites récidivantes ? Une affaire féminine plutôt que masculine. Explication... Votre urètre, mesdames, est beaucoup plus court que le mien (et celui de mes congénères) : environ 3 cm pour vous, 15 pour nous. Reconnaissez-le, sur ce plan-là, on est meilleurs... Dès lors, les bactéries qui ont la méchante idée de remonter le canal de l'urètre pour aller infecter la vessie parviennent plus facilement à bon port.

Mais parfois, la cystite se complique et dégénère en pyélonéphrite, une infection aiguë du rein. Vous pensez avoir le profil. Allons ! Ressaisissez-vous et réfléchissez : pour qu'il y ait complications, il faut qu'au départ il y ait cystite. Or s'il y a cystite, vous l'avez traitée, empêchant ainsi qu'elle ne se propage jusqu'au rein... Je ne dis pas que la pyélonéphrite n'existe pas. Je dis simplement qu'elle ne survient qu'en cas d'infection urinaire passée inaperçue. Comment cela pourrait-il arriver à une personne comme vous, en alerte permanente sur son état de santé ?

Néanmoins, si vous insistez, sachez qu'une telle infection du rein se repère à la fièvre, la fatigue et les troubles urinaires qui accompagnent une douleur abdominale diffuse ou prédominant dans la région lombaire. Pour y voir plus clair, deux solutions : l'ECBU et l'échographie rénale. Le diagnostic confirmé, ne vous restera plus qu'à passer à la pharmacie pour faire le plein d'antibiotiques.

On ne peut exclure l'hypothèse d'un calcul rénal qui se baladerait du côté de l'uretère, allant jusqu'à le distendre. Mais c'est le genre de mésaventure qui génère une souffrance telle que votre problème est moins de vous interroger sur vos troubles urinaires que de trouver un taxi pour les urgences les plus proches. Oui, ça fait mal...

Dans la famille cystites, après avoir largement évoqué celle d'origine bactérienne, la plus courante puisqu'elle représente 90 % du genre, il existe aussi la cystite interstitielle. Nom de code : syndrome de la vessie douloureuse. La miction (le fait d'uriner) est une petite épreuve. Et vous avez souvent envie. Donc souvent mal... Vous vous demandez ce qui a pu se passer ? C'est simple : la cystite initiale a entraîné l'apparition de petites plaies fragilisant la muqueuse de la vessie et stimulant la contraction du muscle de la vessie. Ce syndrome joue au yoyo : ça vous lance, ça se calme, ça vous lance, ça se calme... Il existe des médicaments pour soulager, pas pour guérir.

La cystite interstitielle est une maladie chronique dont on peine toujours à déterminer l'origine. Est-elle soumise à des facteurs héréditaires ? Relève-t-elle de la réaction allergique ? Un accouchement et une intervention chirurgicale peuvent-ils la provoquer ? On cherche...

Homme ou femme, quand on est confronté à des troubles urinaires, il faut boire. Puis pisser. Puis boire de nouveau. Avant de repisser. Faites-le, n'attendez pas que votre médecin vous en donne l'ordre. Il a déjà tant à faire, à commencer par désamorcer votre timidité et votre pudeur. Car entre deux touchers rectaux, il a des questions à vous poser sur vos brûlures. Sont-elles permanentes ou ne surviennent-elles qu'au petit coin ? Avez-vous déjà connu les délices de l'infection urinaire ou de la colique néphrétique ? Des réponses que vous apporterez au cours de l'examen médical, découlera la suite qui pourra aller du simple test de la bandelette trempée dans les urines à l'échographie de tel ou tel organe en passant par la radiographie du bassin et du bas-ventre ou encore le dosage du fameux PSA. Il se peut même que vous échappiez à tout cela parce que le médecin vous aura, en moins de temps qu'il n'en faut pour le dire, diagnostiqué une gonorrhée. Une gono... quoi ? Une gonorrhée. Vous connaissez cette maladie. À tout le moins en avez-vous entendu parler puisque cette appellation savante désigne la bonne vieille chaude-pisse, cette pathologie associée à l'histoire des maisons closes. La maladie, que l'on connaît aussi sous le nom de blennorragie, collectionne les symptômes. Certains sont communs à l'homme et à la femme : la difficulté à uriner, les sensations de brûlures, l'écoulement jaunâtre... D'autres leur sont spécifiques. L'homme peut ainsi ressentir un picotement dans l'urètre ou une douleur dans les testicules dont il constatera au passage qu'ils sont gonflés. La femme peut endurer une irritation de la vulve, constater que son vagin saigne ou avoir des relations sexuelles douloureuses. Une chose est sûre : les signes sont plus discrets chez la femme que chez l'homme, ce qui explique que la gonorrhée soit plus souvent diagnostiquée chez le second que chez la première où l'infection peut passer inaperçue, au risque d'entraîner des complications qui touchent les organes reproducteurs. Conséquences : risque d'infertilité et risque de grossesse extra-utérine accrus...

La gonorrhée est sexuellement transmissible. La bactérie responsable de la maladie (d'une intelligence foudroyante car capable de s'adapter à l'antibiotique venu la tuer pour mieux lui résister) passe par les organes génitaux, le rectum mais aussi la gorge... Donc, à celles et ceux qui en guérissent et qui, par ailleurs, ont une vie sexuelle que je qualifierai de diversifiée, je rappelle que l'usage du préservatif ne se négocie pas et que les pratiques buccogénitales sont à réserver aux partenaires avec lesquels on se sent en confiance...

J'ai une douleur dans la fesse

Il était pourtant bien parti, ce déménagement ! Le canapé, le lit et la table nous avaient donné un peu de mal mais ils avaient fini par arriver au troisième étage, la vaisselle de grand-mère avait survécu. Ne restaient plus que quelques babioles et les cartons de livres. Ça pèse, les livres... À peine avais-je soulevé mon premier carton que je le relâchai avec l'impression d'avoir pris une décharge de *taser* dans la fesse droite. Une douleur violente, qui se propagea, gagna la cuisse, courut le long de la jambe, atteignit le pied, me paralysa. Allais-je finir dans un fauteuil roulant ?

Une fesse douloureuse et une jambe paralysée (surtout après un effort violent) ne font pas de vous un handicapé. Elles vous handicapent. Nuance. Et la première des choses à évoquer est bien évidemment la sciatique. Il ne s'agit d'ailleurs pas d'une maladie mais d'un symptôme qui est lui-même la conséquence d'une compression du nerf sciatique.

> Le nerf sciatique innerve la jambe. Si, sur son trajet, il se trouve comprimé ou irrité, il souffre. Et comme il n'aime pas ça, il se venge en vous faisant souffrir.

Ces considérations anatomiques, je le sais, vous font une belle jambe. Belle et douloureuse. D'une douleur lancinante, qui part de l'arrière du bassin et va chercher le pied. Au moindre effort, elle augmente. S'il vous prend la folie d'éternuer, de tousser ou même de rire (mais pourquoi ririez-vous ?), ça empire. Et voilà que de cet amoncellement de douleurs, émerge une inquiétude : votre colonne vertébrale se raidit, vous ne parvenez plus à vous pencher en avant. Le fauteuil, vous y croyez plus que jamais. Vous avez tort. Vous allez guérir. Mais, pour cela, il nous faut trouver la cause de vos malheurs. Une hypothèse s'impose : la hernie discale.

Le nœud du problème, c'est le disque intervertébral. De quoi s'agit-il ? D'un disque qui, comme son nom le suggère, se trouve entre chaque vertèbre pour y remplir une mission capitale : amortir les chocs. C'est lui qui donne sa souplesse à votre colonne vertébrale. Enfin, qui donnait... Parce que maintenant, vous avez mal. Votre disque a lâché, en raison d'un effort démesuré, d'un faux mouvement, de l'âge, de l'usure, de trop de sollicitations, du poids de la Pléiade, de ce que vous voulez mais il a lâché. Il a fini par se rompre, une partie a fait saillie et appuie sur le nerf sciatique. C'est pour ça que vous avez l'impression qu'on vous a planté un clou « long comme ça » dans la fesse droite.

Vous n'êtes ni le premier ni le dernier à connaître de telles affres qui s'inscrivent, pour la médecine, dans la catégorie des grands classiques que la prise d'antalgiques ou d'anti-inflammatoires parviennent à mater en quelques semaines. Pour ennuyeuse qu'elle soit, la situation ne mérite pas votre inquiétude. En revanche, elle pourrait avoir besoin de votre disponibilité pour des infiltrations et des séances de kinésithérapie.

> Sciatique rebelle ? Qu'à cela ne tienne, la médecine a des ressources. En dernier recours, on peut opérer. Mais il y a quelques préalables : scanner, IRM, avis d'un ou deux experts...

Et si vous faisiez fausse route ? Et si votre fesse douloureuse s'expliquait pas la chute que vous avez faite il y a quelques jours ? L'explication peut paraître hasardeuse, elle est pourtant plausible. Tomber sur les fesses peut laisser des traces, à commencer par un bon hématome plus ou moins profond sous la peau.

La douleur vient parfois de là, surtout quand on est sous traitement anticoagulant : il n'y a pas mieux pour aggraver l'hématome.

Non moins souriante est l'hypothèse d'une élongation, voire d'une déchirure musculaire due à un faux mouvement. Un simple traitement antalgique en aura raison en quelques jours. Les symptômes sont parfois trompeurs, voyez-vous : ils vous font craindre une sciatique alors que vous ne payez là que la mauvaise qualité du siège sur lequel vous passez votre journée de travail, à moins que vous n'ayez forcé lors de vos derniers footings ou dernières sorties à vélo. Nos fesses ne sont pas que d'agréables masses molles. S'y cachent aussi plusieurs muscles dont l'un, dit piriforme, enfoui au plus profond, vous le fait savoir lorsqu'il souffre. Reposez-vous ! Et profitez-en pour vous offrir quelques séances de massages.

Votre fesse continue à se plaindre ? Pensez à la coxarthrose. Il s'agit de l'arthrose de la hanche localisée à la jonction du fémur et du bassin. Cette maladie limite les mouvements de la jambe et provoque des douleurs dites mécaniques. Il suffit que vous ayez marché un peu plus que votre état ne vous y autorisait pour qu'elles soient majorées.

Les douleurs de la fesse ne sont qu'exceptionnellement graves. Elles doivent vous conduire à faire les choses dans l'ordre. D'abord, prendre du paracétamol, parce que ça soulage. Ensuite, vous méfier de vous-même : on a vu des pseudo-durs à cuire donner le change sur le mode « J'en ai vu d'autres » pour, quelques heures plus tard, chanter la tyrolienne pour cause de douleur accrue. Enfin, consulter en ayant préalablement révisé votre petit dictionnaire des épithètes. Car une douleur, ça se qualifie : lourde, sourde, lancinante, brutale, permanente, occasionnelle, paroxystique. Le bon terme conduira au bon diagnostic. Et puis une douleur, ça peut faire des petits... Donc ne vous étonnez pas si le médecin s'enquiert d'une éventuelle douleur des lombes, de l'état de vos muscles des jambes, d'un possible trouble du périnée, voire d'une hypothétique poussée de fièvre. Faites comme d'hab', notez tout !

J'ai une douleur dans l'aine

On me dit qu'il faut marcher pour rester en forme. Moi, bon élève, je le fais. Les 6 000 pas par jour recommandés par l'Organisation mondiale de la santé, je connais... Je vais même au-delà. Hier, mon podomètre peut l'attester, j'ai parcouru 5 kilomètres au terme desquels j'ai ressenti une petite gêne bizarrement placée dans l'aine. Puis la gêne s'est transformée en douleur, certes discrète mais douleur quand même. Je me suis palpé. J'ai senti une sorte de boule. Mon inquiétude a commencé à poindre, jusqu'à ce que je me mette à tousser. Là, j'ai carrément été terrassé par la panique : la boule s'est mise à bouger et je me suis remémoré cette histoire du collègue du voisin de mon beau-frère qui a connu une mésaventure du même acabit. Je crois bien que j'ai une hernie. Et que je suis en train de l'étrangler. Vais-je rendre mon dernier souffle ?

A priori, non ! Je ris : je sais que, de l'expression « *A priori*, non ! », vous avez déjà oublié la négation pour ne retenir que « *A priori* ». Je me garde toujours des réponses définitives, l'exercice de la médecine demandant beaucoup d'humilité. Cela dit, tentons d'aborder les choses avec le discernement et le recul que procure l'expérience thérapeutique.

Une hernie survient lorsqu'un organe passe par un orifice naturel. Vous trouvez ça anormal ? Moi aussi. La plus fréquente est la hernie inguinale (relative à l'aine). Elle est localisée au niveau du pli de l'aine, à la jointure de la cuisse et de l'abdomen. Elle se forme quand la pression à l'intérieur de l'abdomen augmente : les points faibles de la paroi finissent par céder et un petit bout de membrane ou d'organe en profite pour sortir. Elle est là, la boule qui vous tétanise de peur. Elle peut ne contenir qu'une partie du péritoine, le tissu qui englobe les viscères, ou un petit segment d'intestin, lequel est sans doute, de tous les organes, celui qui présente les plus grandes velléités d'émancipation. Il arrive que la gêne se projette sur la face antérieure de la cuisse, voire que vous puissiez « jouer » à faire rentrer la boule molle que vous palpez dans le creux de l'aine. Plutôt que de paniquer, consultez ! Vous en serez quitte pour un court séjour à l'hôpital où vous ferez l'objet d'une « cure de hernie ». Intervention courte, sous anesthésie générale. Elle consiste à fermer et à renforcer l'orifice pariétal ; en clair, on bouche le trou dans la paroi.

Douleur, gêne... Le ressenti varie d'un patient à l'autre, la hernie inguinale se rappelant à son mauvais souvenir lorsqu'il marche, lorsqu'il reste longtemps debout, lorsqu'il est en position assise, lorsqu'il tousse ou qu'il éternue. Assez souvent, finalement...

Tout cela vous paraît trop simple... Vous, ce qui vous prend la tête, c'est l'affaire du collègue du voisin du beau-frère dont vous n'avez pas retenu tous les détails mais dont il vous est resté, enfoui dans votre mémoire sélective, un drôle de concept : la hernie étranglée. Et comme vous incarnez la quintessence de la malchance, vous estimez être taillé pour en vivre l'expérience. Il est vrai qu'on pénètre là dans le saint des saints, l'univers des urgences chirurgicales ! Avec la hernie étranglée, on monte d'un cran sur l'échelle de la gravité. Car non seulement l'organe déserteur tente de se faire la malle mais en plus il reste coincé au travers du collet que forme l'orifice herniaire. C'est un petit peu comme quand Joe Dalton tente de s'évader du pénitencier du Texas mais qu'après avoir passé la tête et les épaules par le trou dans le mur, il reste coincé au niveau du bassin. Pour vous sortir de là, vous avez moins besoin de Lucky Luke que d'un chirurgien affecté aux urgences, la hernie devenant particulièrement douloureuse. Et pour cause : on vient de changer de dimension. C'est l'occlusion intestinale et son cortège de plaisirs : mal au ventre, ballonnement, absence de gaz, absence de selles ; bref, plus rien ne passe... L'étape suivante ?

La péritonite, inflammation du péritoine. Je sens que vous allez aimer : c'est grave, potentiellement mortel si ce n'est pas traité. Mais je n'ai aucune inquiétude : je sais que vous êtes déjà sur le billard, entre de bonnes mains. L'hospitalisation sera courte. Vous guérirez. Et vous prendrez votre temps avant de vous remettre au sport ou de vous risquer à porter des charges lourdes, ce dont on a vu dans le précédent chapitre que ça ne vous réussissait pas et vous donnait mal aux fesses !

Allons ! Souriez ! Ce qui précède n'est pas la cause la plus probable de votre douleur à l'aine. D'ailleurs, parlons-en, de cette douleur : elle part du pli de l'aine, certes, mais n'irradie-t-elle pas devant, sur la cuisse ? Oui ? Je m'en doutais. Je mettrais bien quelques piécettes sur une coxarthrose (arthrose de la hanche). Avez-vous plus de 55 ans ? Oui ? Les choses se précisent : l'usure de l'articulation entre votre os du fémur et celui du bassin vous présente la facture. Laquelle demeure raisonnable : vous sentez bien quelque chose quand vous marchez (au point de boiter) ou quand vous empruntez les escaliers, mais au repos, tout est calme. Consultez ! Le médecin vous attend pour une radiographie de vos deux hanches qui, sans doute, confirmera le diagnostic somme toute fréquent de la coxarthrose.

La petite boule qui vous tracasse n'est parfois qu'un ganglion témoignant d'une inflammation ou d'une infection bénigne. À charge pour le médecin d'en trouver l'origine.

Notez qu'il est abusif de parler de l'« apparition » d'un ganglion... Des ganglions, nous en avons tous, en permanence, partout dans le corps. Ils jouent un rôle majeur dans notre système immunitaire. On pourrait les comparer à des vigies auxquelles il arrive parfois de gonfler, manière de nous dire : « Alerte, infection ! »

Si vous êtes sportif, il vous faut envisager la possibilité de la maladie préférée des pros du foot : la pubalgie pariéto-abdominale. Vous avez un peu forcé sur la bête et en conséquence accumulé les microtraumatismes sur les muscles et les tendons qui voisinent avec le pubis. La douleur siège alors au pli de l'aine. Vous avez tout simplement besoin de repos, de massages et de l'assistance d'un kinésithérapeute pour réapprendre à étirer votre musculature sans vous faire violence. Moins prestigieuse est l'élongation musculaire : pas besoin d'être un grand sportif pour pouvoir y prétendre. Enfin, je n'ose m'attarder sur la plus misérable des raisons qui pourraient justifier que vous ressentiez des douleurs mal placées : vous vous êtes cogné contre le coin de votre commode ! Dans ce cas, la douleur concerne plutôt la face interne de la cuisse qui n'a pas résisté à l'angle droit en chêne massif...

Tout ça pour ça, vous dites-vous ? Allez savoir... Une démarche diagnostique demande de la méthode, une forme d'ouverture, de la curiosité et de l'intérêt pour le patient et ce qu'il vit. La gêne survient-elle dans la journée ou dans la nuit ? Augmente-t-elle avec la toux, l'éternuement ou lorsque vous marchez ? Suffit-il d'un effort ou d'un geste particulier pour la déclencher ? Est-elle paroxystique ou constante ? S'accompagne-t-elle d'autres symptômes ? La boule est-elle molle ou dure ? Avez-vous de la fièvre, des problèmes urinaires, des troubles digestifs ? L'examen clinique et le dialogue qui s'inscrit dans son cadre permettront au médecin de venir à bout de l'énigme qui lui sera proposée dès que vous pénétrerez dans son cabinet.

La médecine est une science compliquée. C'est le paradis de la feinte : ça vous fait mal « ici » mais il ne faut pas exclure que la cause se trouve « là-bas ». C'est ce qu'on appelle, dans le jargon médical, une douleur « projetée ». C'est ainsi que le ganglion que vous avez repéré au niveau de l'aine peut ne témoigner que de ce qui se passe un mètre plus bas où votre gros orteil a une sale tronche : vous avez une plaie qui s'est infectée ! Autre exemple : la gêne qui touche votre aine peut résulter d'une colique néphrétique ou de la torsion d'un testicule. Dès lors, ne soyez donc pas surpris si votre médecin palpe vos lombes ou vos bourses ; c'est compris dans le prix...

Je suis fatigué

Incapable de me lever le matin, pressé de me coucher le soir, je me traîne lamentablement dans la journée. Fatigué de tout, désireux de rien. La force me manque, qu'il s'agisse de m'occuper de mes enfants, de mon conjoint ou de moi-même. J'ai arrêté le sport, renoncé à sortir, appris à fuir mes collègues qui, bien qu'immergés comme moi dans un univers professionnel stressant, n'ont pas l'air d'en payer le prix. Depuis combien de temps n'ai-je pas ouvert un livre ? À quand remonte mon dernier moment de détente ? Trois, six mois, peut-être plus... Je sens bien que quelque chose d'impalpable et de vicelard s'est immiscé en moi pour me tuer de l'intérieur. Mais quoi ? Un cancer ? Je suis au bout du rouleau. Peut-être de ma vie.

À la fatigue, le jargon médical attribue un nom : l'asthénie. Elle ne saurait être prise par-dessus la jambe (que vous peinez à lever dans votre état). Lorsqu'elle est présente, il faut donc s'en inquiéter, *a fortiori* si l'épuisement dure depuis plusieurs mois. Le problème, c'est que la fatigue est un fourre-tout, une sorte de bannière générique sous laquelle défilent des hordes de patients : « Docteur, je viens vous voir parce que je suis fatigué... » Et après ? On peut être tenté d'attribuer votre état au surmenage ou au manque de sommeil. Mais ce serait injurier la médecine que de procéder ainsi tant sont nombreuses les causes possibles d'une fatigue généralisée.

Oui, le cancer est une option. La fatigue peut en être un signe d'appel. La multiplication des cellules cancéreuses pompe une énergie folle et installe une fatigue chronique dans l'organisme. Néanmoins, l'asthénie ne saurait s'exprimer en solo : quand rôde le cancer, elle s'associe à un malaise général où s'inscrivent perte d'appétit et perte de poids. Si vous vous reconnaissez dans cette description, il convient de consulter sans attendre.

Mais la fatigue est le symptôme de tant d'autres maladies, à commencer par celles, infectieuses, que l'on doit aux virus, aux bactéries et aux parasites. Les virus sont impliqués dans la grippe, l'hépatite virale, la mononucléose, le sida, liste non exhaustive... Les bactéries trempent dans d'autres complots : la tuberculose, la maladie de Lyme, la brucellose, liste également non exhaustive... Et les parasites ne sauraient plaider l'innocence en cas de toxoplasmose ou d'invasion de votre tube digestif par un tænia ou des oxyures, ce qu'un simple examen des selles permet de déceler.

La brucellose ? Il n'y a, en France, que de rares cas de cette maladie dont la contamination se fait par des animaux eux-mêmes infectés. Vous n'êtes son cœur de cible que si vous exercez certains métiers particuliers : berger, vétérinaire, boucher, agriculteur... Même si tout reste possible.

La maladie de Lyme mérite quelques développements : elle est en effet sous-diagnostiquée en France où l'on estime à 30 000 le nombre de personnes touchées chaque année. Elle est due à une bactérie dont le nom poétique, *Borrelia*, ne doit pas vous attendrir, la microscopique bestiole ayant de quoi vous mettre par terre... La transmission se fait par les tiques, lesquelles se retrouvent plutôt dans les zones humides et boisées : on a donc plus de risque de contracter la maladie dans les forêts, les parcs urbains ou les champs hérissés d'herbes hautes qu'à la machine à café du bureau. Bref, quand la tique est d'attaque, c'est souvent un amateur de randonnées qui trinque. Voilà pourquoi, si vous partez en goguette dans la nature, quelle que soit la saison, vous devez porter des vêtements longs et fermés. En tout cas, faites en sorte qu'ils le soient suffisamment pour protéger vos bras et vos jambes. Au besoin rentrez le bas du pantalon dans les chaussettes : vous perdrez 10 points sur l'échelle du sex-appeal mais vous en gagnerez autant sur celle de la protection. De même, ne lésinez pas sur les répulsifs, applicables sur la peau et sur les vêtements.

Ne prenez pas ces conseils pour du délire prophylactique ! La bactérie responsable de la maladie de Lyme est la reine des faux culs ! Elle commence par disséminer, *incognito*. Vous ne sentez rien. Quelques semaines plus tard, apparaissent des douleurs musculaires. Vous constatez que vos articulations gonflent. S'ensuivent fièvre, courbatures, maux de tête et, comme de bien entendu, un épuisement général que vous êtes incapable de vous expliquer. Dans le pire des cas, ça peut se terminer par une méningite, des troubles de la vision ou des problèmes cardiaques. C'est quand même cher payer la balade...

La tique peut vous piquer sans que cela se voie. Par chance, elle laisse parfois une plaque rouge de 5 à 15 centimètres de diamètre. Mais ce n'est pas systématique. Donc ayez l'œil... Et le bon geste... Car en cas de piqûre, on a souvent le réflexe alcool ou éther. Mauvaise pioche : cela peut accroître le risque d'infection. En fait, la priorité des priorités, c'est de retirer la tique. Et pour ce faire, vous devez disposer d'un ustensile : un tire-tique. On en trouve dans toutes les bonnes pharmacies. Mais pensez à vous faire expliquer le maniement de l'outil par le pharmacien parce que déloger une tique, c'est un vrai job : il faut tourner le tire-tique dans le sens inverse des aiguilles d'une montre pour éviter qu'une partie de la bestiole ne reste accrochée...

Ni homme ni femme des bois, ni campeur ni randonneur, un poil urbain plutôt que poils aux pattes, vous vous estimez à l'abri de la maladie de Lyme. Dont acte. Mais qu'en est-il des maladies endocriniennes ? Certes rares, elles ne sont pas à éluder, à commencer par celles qui touchent la thyroïde. Si cette dernière s'emballe (hyperthyroïdie), vous serez gagné par l'agitation et la nervosité. Votre cœur aura tendance à s'accélérer et une bonne diarrhée complétera probablement le tableau. En revanche, si votre thyroïde fonctionne au ralenti (hypothyroïdie), la fatigue qui vous anéantit s'accompagnera d'autres signes comme la prise de poids, une tendance à la frilosité, à la constipation, à l'irritabilité ou à la dépression. Vous êtes bon pour un bilan sanguin à la lumière duquel se révélera le dosage de vos hormones thyroïdiennes.

Qui dit thyroïde dit parathyroïdes... Ces toutes petites glandes interviennent dans la régulation des quantités de calcium et de phosphore qui circulent dans le sang. Attachées à la thyroïde, elles sont capables de s'emballer. Conséquence : l'asthénie. Mais pas que : vous ressentez aussi des douleurs osseuses et endurez, pêle-mêle, troubles digestifs, calcul rénal, maux de tête...

À propos de glandes, avez-vous entendu parler des « surrénales ? » Lorsque leur fonctionnement est perturbé, c'est-à-dire qu'elles ne fabriquent plus leurs hormones habituelles, le cortisol et l'aldostérone, vous êtes raplapla. On parle alors d'insuffisance surrénalienne, ou de maladie d'Addison, du nom du médecin anglais qui l'a découverte dans la première moitié du XXe siècle, Thomas Addison. Une fatigue intense peut en être la manifestation la plus précoce mais elle s'associe rapidement à une pigmentation particulière de type bronzage au niveau des régions découvertes, des cicatrices ou des mamelons. Ne l'appelle-t-on pas la « maladie bronzée ? » Qui souffre de cette maladie n'a pas franchement gros appétit et perd du poids. D'autres signes conduisent à consulter : nausées, vomissements, diarrhées, malaises dus à des chutes de tension en se levant.

Avoir la maladie d'Addison, c'est avoir au moins un point commun avec le trente-cinquième président des États-Unis, John Fitzgerald Kennedy... D'aucuns pensent que la maladie d'Addison l'a tué, mais pas forcément comme vous le croyez. Suivez le raisonnement... Le traitement hormonal prescrit dans le cadre de la maladie d'Addison peut indirectement déboucher sur de l'ostéoporose. Or on sait que JFK en souffrait : il avait le dos en compote, ce qui justifiait qu'il portât de temps à autre un corset. Était-ce le cas le 22 novembre 1963, lorsque Lee Harvey Oswald lui tira dessus ? On peut l'imaginer. Dans ce cas, le corset a pu empêcher le président américain de se pencher pour s'abriter, après avoir reçu une première balle dans la poitrine. L'aurait-il fait que, peut-être, la seconde balle, mortelle, n'aurait jamais atteint la tête présidentielle...

La fatigue, cette notion si floue... Sur ce qui peut la justifier, tout est toujours possible. Moult hypothèses, parmi lesquelles des maladies digestives d'évolution chronique comme la maladie de Crohn ou la maladie cœliaque (allergie, et non pas simple sensibilité, au gluten) ainsi que des maladies neurologiques (Parkinson, sclérose en plaques) traverseront le cortex de votre médecin.

Concernant la sclérose en plaques, maladie dégénérative qui touche 100 000 personnes en France, il faut savoir qu'elle est incurable et risque dans l'immédiat de le rester. Cependant, une bonne nouvelle se fait jour qui consisterait à en bloquer l'évolution. Cela serait accueilli comme une avancée spectaculaire par rapport aux traitements actuellement sur le marché qui permettent juste de ralentir l'évolution de la maladie. La solution potentielle sort des locaux de l'Inserm et porte un nom : Glunomab®. Cet anticorps-médicament a la particularité de bloquer les globules blancs qui veulent s'en prendre aux cellules du cerveau. En tout cas, la manip fonctionne sur les souris. Il ne reste donc plus qu'à la tester sur l'homme pour espérer un traitement d'ici une dizaine d'années... Oui, je sais, dix ans, c'est long... Mais la recherche, autant que d'argent, demande du temps. Les médicaments doivent être testés sur la durée. Il faut surveiller les effets secondaires qui peuvent être particulièrement lourds.

La sclérose en plaques est une maladie qui survient lorsque les lymphocytes ne font plus leur boulot. Les lymphocytes, ce sont les globules blancs. Leur rôle est capital dans le système immunitaire. Seulement voilà, il arrive que ces globules blancs deviennent fous : au lieu de défendre l'organisme, ils l'attaquent. Et ils ne visent pas n'importe où puisqu'ils visent le cerveau. Résultat, c'est tout le système nerveux central qui est affecté, ce qui génère une kyrielle de troubles pour le patient : mémoire défaillante, problèmes de vue, perte de l'équilibre, difficultés à marcher ou encore perturbation de la vie sexuelle sur fond de fatigue généralisée.

J'en conviens, il y a là de quoi vous mettre le trouillomètre à zéro ! Mais les nombreuses maladies précédemment évoquées, bien que graves, sont rares. Et encore, il y a en a d'autres... Mais plutôt que de les lister par centaines, essayons d'imaginer que votre épuisement provient simplement d'un manque de sommeil, du surmenage, du stress ou de vos habitudes alimentaires. Trop banal ? Peut-être. Mais c'est pourtant à ces sujets que, le plus souvent, aboutissent les enquêtes de diagnostics des médecins.

Pour être en forme, il faut bien manger. Une alimentation inadaptée peut démolir n'importe quel organisme. Faites-vous un régime amaigrissant ? S'il est trop restrictif ou déséquilibré, rien d'étonnant à votre fatigue. Êtes-vous végétarien à l'extrême ? Si oui, vous vous exposez à des carences alimentaires. Prenons le cas des protéines... Les protéines végétales présentent un inconvénient par rapport aux protéines animales : elles ne contiennent pas tous les acides aminés essentiels qui œuvrent au transport et au stockage des nutriments dans l'organisme. Avec les protéines végétales, un coup vous avez tel acide aminé, un coup vous avez tel autre ; mais vous ne les avez jamais tous en même temps. Et quand il en manque, ça peut poser problème... Vous pourriez aussi être carencé en vitamine B12. Dommage, car elle protège contre la dépression...

Vous pourriez également manquer de fer. Là encore, dommage, car le fer joue un rôle majeur dans l'oxygénation du cerveau qui, si elle est mal assurée, vous fracasse de fatigue.

N'allez pas croire que l'oxygène rentre par le nez et que le cerveau est caché juste derrière pour s'en emparer ! Les choses sont un peu plus subtiles que cela. L'oxygène, c'est le sang qui le transporte jusqu'au cerveau. Mais, pour ce faire, il a besoin de le capter. Et c'est le fer qui facilite l'opération... Bien sûr, on trouve du fer dans les végétaux. Mais l'organisme a un peu plus de mal à l'assimiler. Notez que la vitamine C peut l'y aider. Voilà pourquoi il ne faut pas se priver d'une orange ou d'un kiwi au cours d'un repas quand on se nourrit de lentilles, de tofu, de noix, d'avocats ou d'épinards... À l'inverse, on évitera de boire des litres de thé : les tanins compliquent l'assimilation du fer.

C'est enfoncer une porte ouverte que de le rappeler ici mais la fatigue touche prioritairement celles et ceux qui ne se reposent pas assez. Quid de vos nuits ? Durent-elles suffisamment longtemps ? Sont-elles de qualité ? Il y a fort à parier que vous ne puissiez répondre par l'affirmative.

Faut-il ici rappeler qu'en un demi-siècle, les Français ont perdu 90 minutes de sommeil par tranche de 24 heures ! De cela, l'Institut national du sommeil et de la vigilance s'alarme à juste titre car le sommeil a, entre autres vertus, celle de nous réparer physiquement et psychologiquement. Mais dormir, ça s'apprend ! Une nuit de sommeil est composée de cycles dont chacun dure 90 minutes. Voilà pourquoi vous devez envisager de dormir pendant une durée qui soit un multiple de 90 minutes. Ça vous évitera d'être cueilli par le réveil au plus profond de votre sommeil. L'idéal ? Sept heures et demie. Si possible sans faire d'apnée du sommeil, privilège réservé à celles et ceux qui souffrent d'embonpoint et d'un trouble de la ventilation. Les conduits respiratoires de leur arrière-gorge sont obstrués. Durant le sommeil, la respiration observe des pauses qui peuvent durer 10, 20, parfois 30 secondes. Le cerveau, toujours en alerte, s'en aperçoit et réveille immédiatement l'organisme... Qui reprend sa respiration et se rendort... Quelques instants plus tard, rebelote... Au matin, quand le réveil sonne, bien qu'allongé, vous êtes sur les rotules. Ne vous étonnez pas si, dans ce contexte, votre médecin vous demande de réaliser un enregistrement de votre sommeil à l'hôpital. Cela porte un nom : l'enregistrement polysomnographique.

De la marque du sommier à celle du matelas en passant par l'épaisseur de l'oreiller, l'orientation du lit, le menu du dîner, le thermostat du radiateur ou les rituels qui précèdent le coucher, il y a mille manières de veiller à la qualité de son sommeil. Voici trois conseils majeurs. Suivez-les, vous n'êtes pas à l'abri d'un spectaculaire retour de forme...

1. Dormir dans le noir complet.

Si le sommeil était une couleur, ce serait le noir. Le noir complet. Le noir qui ne laisse rien filtrer. Le noir qui permet au cerveau de sécréter la mélatonine, l'hormone du sommeil, dans les meilleures conditions. Malheureusement, le sommeil se teinte parfois d'autres couleurs qui altèrent sa qualité : le jaune, le blanc, l'orangé... Ce sont les couleurs de l'éclairage public... Il suffit d'un volet mal fermé ou de pas de volet du tout pour que notre horloge biologique soit perturbée et que notre cerveau cafouille... Pensez au masque qu'on vous a donné lors de votre dernier voyage en avion !

2. Bouter les écrans hors la chambre.

Autre couleur ennemie du sommeil : le bleu. Celui des écrans. De nos ordis, de nos tablettes ou de nos téléphones. Il réveille. Trier ses mails dans le lit, avant de dormir, c'est attenter à son sommeil.

3. Ne pas rater le train.

Le train ? Celui du sommeil... Il entre généralement en gare quand vous êtes affalé devant la télévision. Vous bâillez. Vous clignez des yeux. Votre corps vous envoie des signes mais vous les ignorez parce que vous voulez coûte que coûte voir la fin de l'émission ou du feuilleton qui a su, une heure auparavant, capter votre temps de cerveau disponible. Ce faisant, vous ratez le train du sommeil. Quand passera le prochain ? Dans 90 minutes... Vous venez de gâcher 1 heure et demie d'un dodo réparateur. Soyez certain que vous le paierez le lendemain... Le pire, c'est que souvent vous vous endormez quand même sur le canapé pour ensuite vous réveiller fourbu, faire tout ce que vous auriez dû faire avant (débarrasser la table, remplir le lave-vaisselle, préparer vos affaires, vous brosser les dents), ce qui vous réveille et vous conduit à vous coucher en vous sentant frais comme un gardon ! Vous êtes parti pour faire la crêpe pendant un moment avant de trouver le sommeil, croyez-moi...

La fatigue est un symptôme d'une embarrassante banalité. Elle témoigne d'une multitude de maladies dont le fameux syndrome de fatigue chronique, défini par l'existence d'une fatigue intense durant plus de six mois, prenant la forme d'une dépression sans qu'il en existe une, ou d'une maladie virale sans que rien ne puisse le prouver non plus. Un mystère...

Tout cela oblige le médecin à un supplément de rigueur dans sa quête qui le conduira à procéder par éliminations successives. Il vous interrogera pour savoir depuis quand vous ressentez de la fatigue, ce qu'en sont les parts physique et psychique, si l'asthénie est isolée ou associée à d'autres symptômes tels la fièvre, l'amaigrissement, les maux de tête, les troubles de la mémoire, la présence de ganglions ou de douleurs, musculaires ou articulaires. Votre mode de vie aiguisera sa curiosité. La présence d'animaux chez vous ou un récent voyage dans un pays à l'hygiène rudimentaire peuvent constituer des indices forts. Au verbe, s'ajoutera le geste : palpation, auscultation pulmonaire, examen neurologique, bilan sanguin et recours à la radiologie sont de l'ordre du possible. Le médecin décidera. Laissez-le faire. Laissez-vous faire. Ne cherchez pas vous-même votre propre diagnostic, ça va vous fatiguer. Pour rien.

Conclusion

La liste est encore longue des petits et grands maux dont chacun de nous peut se plaindre. J'ai sélectionné les symptômes les plus fréquemment exprimés et, parmi eux, ceux qui génèrent la plus grande inquiétude. Certains d'entre vous se reconnaîtront sans peine dans les profils et les comportements psychologiques auxquels il est fait allusion au fil des pages qui précèdent. D'autres les trouveront exagérés. Mais aucun n'est fantaisiste. Chacun s'inquiète à sa manière : un peu, beaucoup, passionnément... Au point qu'on en arrive parfois à parler d'hypocondrie. Pour certains, c'est occasionnel. Pour d'autres, c'est chronique et cela se paye d'une incontestable souffrance.

Hypocondriaques occasionnels, nous le sommes tous potentiellement au gré des circonstances. Il suffit de traverser une période tendue pour que soit décuplée notre sensibilité. Un bobo inhabituel ou la contracture inexpliquée d'un muscle conduit à s'interroger : et si c'était plus grave que ça n'en a l'air ? Normal : la fatigue aidant, on s'écoute un peu plus, au point de relever des anomalies, supposées ou réelles, auxquelles on n'aurait d'ailleurs pas prêté attention en temps normal. Un peu de bon sens et le discours apaisant du médecin traitant suffisent alors à nous rassurer...

L'hypocondriaque chronique, lui, est d'une autre trempe. Il existe, pourquoi le nierais-je ? Dès le réveil, il se demande de quoi il souffre. Le picotement suspect, l'essoufflement malvenu et la petite douleur inattendue ne sont plus perçus par inadvertance mais au contraire guettés, traqués, espérés. Il en tire d'immédiates conclusions, les plus catastrophiques étant les meilleures, qui relèvent de la science-fiction. Face à ce type de patient, il faut au médecin le calme et la subtilité d'un Sioux né de l'improbable union d'un diplomate et d'une funambule pour remettre un peu de rationalité dans l'échange. L'exercice est souvent voué à l'échec, d'autant qu'il arrive à l'hypocondriaque chronique, comme à n'importe quel être humain, de tomber vraiment malade : « Vous voyez, docteur, depuis le temps que je vous le dis ! » Sur ce, il change de boutique et va tester un confrère...

L'hypocondrie est connue depuis l'Antiquité. Du temps d'Hippocrate, étaient considérés comme hypocondriaques ceux qui se plaignaient du ventre et se croyaient atteints d'une maladie touchant les hypocondres, cette partie de l'abdomen située sous les côtes et contenant essentiellement le foie, la vésicule biliaire et le tube digestif. Depuis la Grèce antique, rien de changé sous le ciel plombé des grands inquiets : ils ne veulent pas qu'on les rassure, n'entendent raison qu'à condition que leur soient confirmées leurs craintes tant est ancrée en eux la conviction d'avoir toutes les maladies possibles sauf une : celle dont ils souffrent vraiment, l'hypocondrie.

Au contact de mes patients, des plus inquiets aux plus sereins, j'ai beaucoup appris. À commencer par l'humilité. Cette qualité, pas si répandue chez les médecins, est indispensable pour comprendre que le savoir médical, les conseils appropriés et les diagnostics pertinents sont certes utiles mais que rien ne saurait se faire sans empathie. J'ai aussi appris à affiner mon sens du discernement, en particulier face à l'hypocondriaque chronique qu'il convient de démasquer sans le heurter. Après tout, en quoi diffère-t-il du tire-au-flanc qui simule une douleur dans le but de repartir avec un arrêt de travail ? La différence entre le fumiste et l'hypocondriaque ne saute pas toujours aux yeux. Pourtant, l'un est en parfaite santé et l'autre réellement malade. Je me fais aujourd'hui moins piéger que par le passé. Lorsque j'entends : « Docteur, ce n'est sans doute pas un cancer du côlon mais j'ai très mal au ventre... », ou encore : « Docteur, ce n'est pas grave du tout, mais... », je comprends assez vite à qui j'ai affaire. Du moins, j'aime à le croire...

Comment aider l'hypocondriaque ? Le premier objectif consiste à lui faire accepter l'idée qu'il puisse souffrir non pas d'un symptôme ni même d'une maladie grave mais d'une angoisse démesurée et déraisonnable au sujet de sa propre santé. Cela ne se fait pas du jour au lendemain. Il faut des mois, parfois des années, pour qu'il prenne conscience qu'il a moins besoin de s'occuper de son corps que de son esprit.

Alors peuvent s'organiser soutien et accompagnement, par des techniques de thérapie cognitive et comportementale. Traduisez : une psychothérapie « sur mesure » dont le but est de diminuer la fréquence et l'intensité des symptômes afin de contenir les réactions anxieuses et excessives. À ce stade, on peut se heurter à un écueil : où trouver le bon psy ? Vous aurez noté que j'écris « le bon psy » et non pas « un bon psy ». Se soigner l'esprit est un acte on ne peut plus intime. « Un bon psy » peut ne pas vous convenir. « Le bon psy », c'est celui qui est adapté à vos tourments. Le succès d'une psychothérapie repose avant tout sur la qualité de la relation entre le patient et le psy. Et cette qualité dépend forcément du profil et du caractère de chaque individu. Nous sommes tous des êtres uniques et nous méritons tous du sur-mesure... Il suffit de tomber sur le mauvais interlocuteur ou la mauvaise interlocutrice pour être dégoûté à jamais de l'expérience et remettre aux calendes grecques une thérapie qui aurait pu être bénéfique.

On ne choisit pas son psy au hasard. Certains patients préfèrent l'approche comportementale, d'autres une approche centrée sur leur histoire. Voilà pourquoi il faut prendre le temps de se renseigner sur l'approche que privilégie le psy que vous avez en ligne de mire. L'hypocondriaque qui s'épanchera sur le divan d'un spécialiste du *burn-out*, au prétexte que sa meilleure amie le lui a conseillé, risque d'être déçu du voyage... Se donner le choix permet de ne pas se tromper. Ne voyez pas un, ni deux, mais trois psys. À chacun, dites ce que vous espérez de la thérapie, ce que vous cherchez à résoudre. Chaque psy devra vous rassurer sur sa capacité à vous accompagner.

Ensuite, prenez celui qui vous inspire le plus confiance. Et adressez-vous à des pros. En général, ils sont certifiés par des organismes sérieux, comme par exemple la Fédération française de psychothérapie et de psychanalyse (la FF2P), qui veille à ce que ses adhérents aient été solidement formés.

Que vous soyez légitimement inquiet ou hypocondriaque chronique, je pense vous l'avoir prouvé, je vous ai compris ! À vous, maintenant, de m'entendre : et si vous décidiez d'en finir avec ce besoin irrépressible de soigner un corps que vous soupçonnez de tous les dysfonctionnements ? Osez ! Vous n'imaginez pas à quel point votre qualité de vie en sera transformée. Car il n'est rien de plus délectable que de se réveiller gorgé de confiance, en soi et en son corps, pour croquer la vie. Se débarrasser de son inquiétude, qu'elle soit ténue ou tenace, c'est inscrire son parcours dans une dynamique vertueuse, où l'envie remplace la peur, où les projets se substituent à la paralysie, où l'énergie retrouvée vous mènera ailleurs, aux confins du plaisir de vivre. Et puisque votre santé vous préoccupe, je ne saurais trop vous conseiller de commencer par le commencement : alimentation saine, alcool raisonnable, suppression du tabac, relations sociales, sport et culture. Tenez, à ce propos, commencez par relire ce bon vieux *Knock* de Jules Romains qu'on vous a infligé lorsque vous étiez ado. Vous y réapprendrez que « tout homme bien portant est un malade qui s'ignore ». Et, plutôt que de replonger, vous en déduirez qu'il est urgent de rire de nos maladies fictives.

SOURCES

Le Magazine de la santé, France 5 (www.allodocteurs.fr).
Institut national du cancer (www.e-cancer.fr).
Institut Pasteur (www.pasteur.fr).
L'Assurance Maladie (www.ameli.fr).
Mutuelle générale de l'Éducation nationale (www.mgen.fr).
Passeport Santé (www.passeportsante.net).
Haute Autorité de Santé (www.has-sante.fr).
Ministère de la Santé (www.sante.gouv.fr).
Association France Parkinson (www.franceparkinson.fr).
Le Figaro Santé (www.lefigaro.fr).
L'Actu des CHU (www.reseau-chu.org).
La Dépêche du Midi (www.ladepeche.fr) : *VIH, encore beaucoup d'idées reçues surtout chez les jeunes*, 23 mars 2017.
Étude *Ifop – Capital Image* : *Les Français, l'information santé et la peur de la maladie*, juillet 2013.
Vrai ou faux : les idées reçues en médecine, Emma Strack, Chêne, 2017.
Santé, science, doit-on tout gober ?, Florian Gouthière, Belin, 2017.

REMERCIEMENTS

Sylvie Delassus, Capucine Ruat, Sophie Peters, Alexandra Hollande-Romedenne, Nathalie de la Serna.

Table

1. MES 10 GRANDES ANGOISSES EXISTENTIELLES

2. MES SYMPTÔMES DE LA TÊTE AUX PIEDS

DU MÊME AUTEUR

Hippocrate aux enfers, Stock, 2015.

Vivez mieux et plus longtemps, Stock, 2016.

Votre cerveau, Stock, 2017.

Chers hypocondriaques, Stock, 2018.

PAPIER À BASE DE FIBRES CERTIFIÉES

Le Livre de Poche s'engage pour l'environnement en réduisant l'empreinte carbone de ses livres. Celle de cet exemplaire est de :
500 g éq. CO_2
Rendez-vous sur www.livredepoche-durable.fr

Composition réalisée par Nord Compo

Achevé d'imprimer en avril 2019 en Espagne par
Liberdúplex
08791 St. Llorenç d'Hortons
Dépôt légal 1re publication : mai 2019
LIBRAIRIE GÉNÉRALE FRANÇAISE
21, rue du Montparnasse – 75298 Paris Cedex 06

59/2711/7